EVA SOLMAZ
Besucherritze

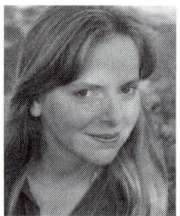

Eva Solmaz ist Dipl.-Sozialpädagogin und Fachkraft für Psychomotorik und Sportförderunterricht. Sie forscht über die Bedeutung der frühen Mutter-Kind-Beziehung und hat ihre Ergebnisse in mehreren Fachzeitschriften veröffentlich. Sie ist verheiratet und hat einen Sohn.

Sagen Sie mir Ihre Meinung!

Haben Sie Kritikpunkte, Fragen oder Diskussionsbedarf?
Dann hinterlassen Sie einen Beitrag auf meiner Facebookseite

www.facebook.com/Besucherritze

oder schauen Sie auf meiner Webseite vorbei.
Schreiben Sie ins Gästebuch oder erreichen Sie
mich über das Kontaktformular persönlich.

www.besucherritze.de.to

Ich bin gespannt auf Ihre Meinung.

Liebe Grüße,
Eva

EVA SOLMAZ

Besucherritze

Ein ungewöhnliches Schlaf-Lern-Buch

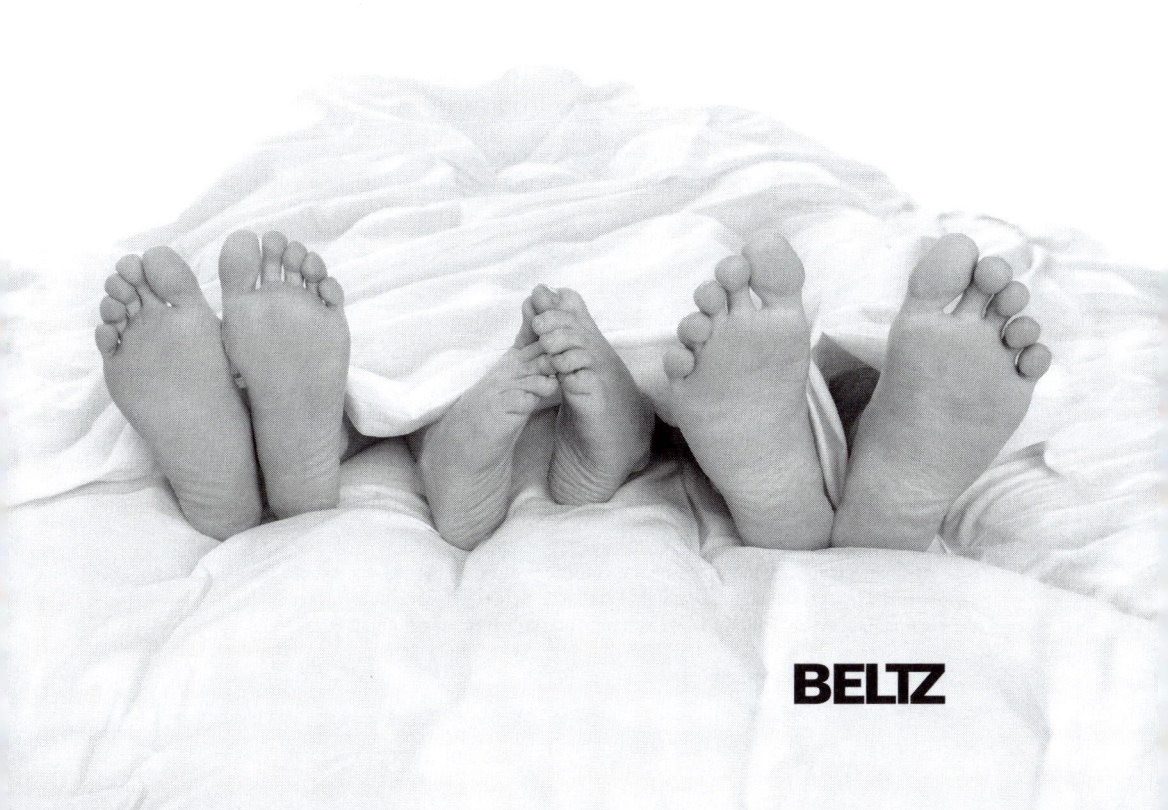

BELTZ

www.beltz.de

Alle Rechte der deutschsprachigen Ausgabe
© 2013 Beltz Verlag, Weinheim und Basel
Umschlaggestaltung: www.anjagrimmgestaltung.de, Stephan Engelke (Beratung)
Umschlagabbildung: Valeriy Lebedev, Fotolia
Layout: AlberDESIGN, Filderstadt
Herstellung: Nancy Püschel
Druck und Bindung: Beltz Druckpartner GmbH & Co.KG, Hemsbach
Printed in Germany

Fotonachweise: S. 9: Anatoliy Samara, Fotolia; S. 6, 11, 24, 35, 43, 47, 55, 57, 79,
99, 131, 147, 157: Erika Szasz-Fabian, Fotolia; S. 33, 66, 68, 91, 112, 129, 144, 155:
Claudia Paulussen, Fotolia; S. 77: Kuruan, Fotolia; S. 135: Aaron Amat, Fotolia

ISBN 978-3-407-85959-4
2 3 4 5   17 16 15 14

Für Kahraman und Yunus

DANKE!
Vielen Dank an alle, die mein Manuskript korrigiert haben. Eure konstruktive Kritik hat mir sehr geholfen, mein Buchprojekt weiterzuentwickeln. Vielen Dank auch an Ruth Alber für das Layout.

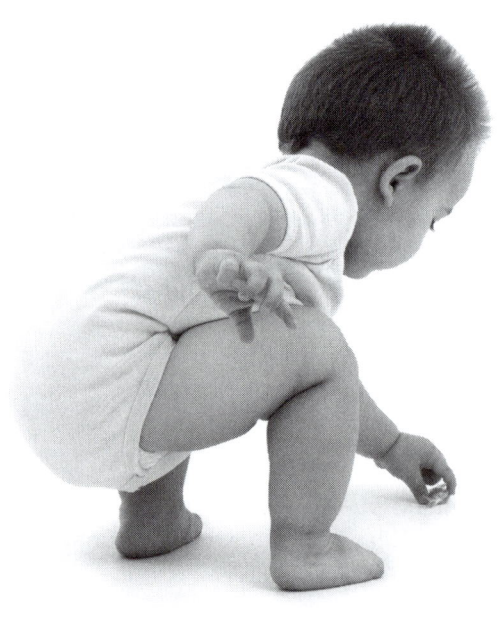

8

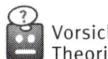

Vorsicht
Theorie!

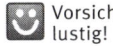

Vorsicht
lustig!

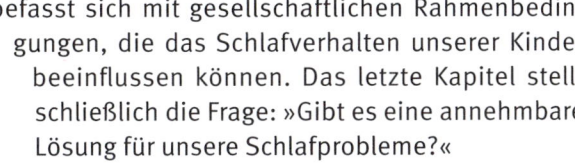 Dieses Buch ist kein gewöhnlicher Elternratgeber.
Es ist auch kein Schlaf-Lern-Buch, obwohl es sich in erster
Linie ums Schlafen-Lernen dreht. Vielmehr wird in diesem
Buch der Kinderschlaf aus den unterschiedlichsten Pers-
pektiven beleuchtet.

Ich hoffe, mit diesem Buch allen übermüdeten Eltern zu
helfen, einen guten Weg für sich und ihre Kinder zu finden.

Sie finden hier zwar keine einfachen Antworten, dafür
aber jede Menge Anregungen, Denkanstöße, Unterhaltung
und hoffentlich auch etwas Entlastung.

Das erste Kapitel führt in das Thema ein und stellt die
gängigsten Schlaf-Lern-Programme vor. Im zweiten Kapitel
werden einige amüsante und kuriose Aspekte des Themas
dargestellt. Das dritte Kapitel klärt über verschiedene wissenschaftliche Erkenntnisse zu den Bedürfnissen und Verhaltensweisen kleiner Kinder auf. In Kapitel vier geht es
um die Erkenntnisse der Bindungsforschung und deren
Bedeutung für die Kindererziehung. Das fünfte Kapitel
befasst sich mit gesellschaftlichen Rahmenbedingungen, die das Schlafverhalten unserer Kinder
beeinflussen können. Das letzte Kapitel stellt
schließlich die Frage: »Gibt es eine annehmbare
Lösung für unsere Schlafprobleme?«

Aber sehen Sie selbst.
Viel Spaß beim Lesen!

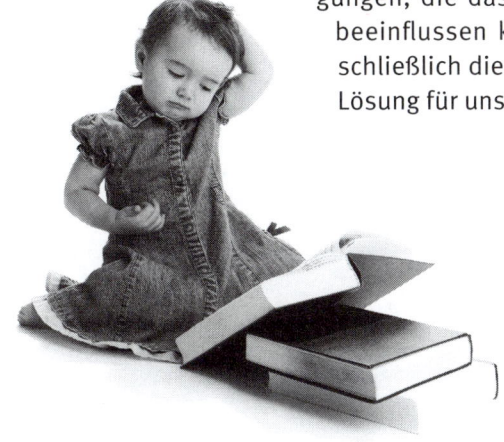

TEIL 1

Problemfall Kinderschlaf

Eine Einführung

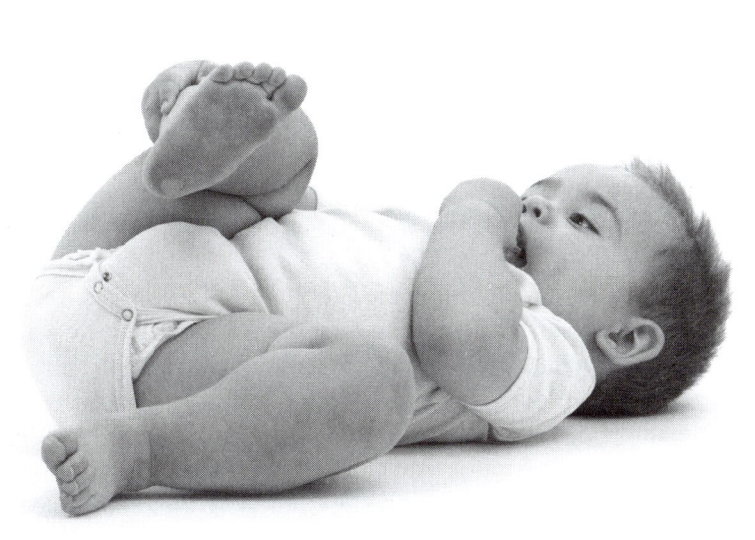

Wie alles anfing

Unser Sohn wollte nicht schlafen, bzw. schlafen wollte er schon, aber nicht alleine und erst recht nicht die ganze Nacht durch. Schon im Krankenhaus hat er das klargestellt und dabei eine enorme Durchsetzungskraft bewiesen. Nachdem er sich – obwohl er sowieso schon 10 Tage Verspätung hatte – während der Geburt über Stunden nicht vom Fleck bewegt hat, wurde meiner Räumungsklage schließlich stattgegeben und er wurde per Kaiserschnitt hinausbefördert. Wahrscheinlich war das schon sein erster Versuch, bei Mama zu bleiben. Zum Glück ist dieser Versuch im Gegensatz zu allen folgenden Versuchen gescheitert. Das wäre auf die Dauer dann doch etwas eng geworden.

»Gut«, hat er sich dann wohl gedacht, »wenn ich schon nicht in der Mama bleiben kann, dann doch wenigstens ganz nah bei ihr.« Kein Problem, wenn da nicht noch der Zusatz »und zwar immer, also auch beim Schlafen« wäre. Von da an forderte er vehement sein Recht ein, wenn schon nicht im, so dann doch wenigstens auf dem Bauch schlafen zu dürfen. Räumungsklage hin oder her. Man muss allerdings fairerweise sagen, dass er sich nicht auf Mamas spezialisiert hat. Papas, Omas, Tanten und Onkel waren auch Ok. Hauptsache nicht alleine.

Nun gab es da allerdings ein Problem. Aufgrund des Kaiserschnitts konnte ich ihn nicht alleine aus seinem Bettchen heben. Deshalb musste er nachts ins Schwesternzimmer und sollte mir nur zum Stillen gebracht werden. Nach dem Stillen sollte ich die Schwestern herbeiklingeln, damit sie das satte und schlafende Baby wieder abholen können. So die Theorie. Aber da haben wir die Rechnung ohne den Wirt gemacht, wie man so schön sagt. Junior schrie, kam zu Mama, trank

Milch, schlief ein. Mama rief die Schwester, die Schwester kam, die Schwester legte das Baby ins Bettchen, um es ins Schwesternzimmer zu bringen (der aufmerksame Leser wird feststellen, dass wir uns bis hierhin noch im Bereich der Planung bewegen). Da allerdings wachte das Baby auf, schrie, kam wieder zu Mama, wurde im Arm gewiegt und schlief wieder ein. Daraufhin wurde wieder die Schwester geholt, die versuchte, das Baby ins Bett zu legen ... und schon waren wir in einer Endlosschleife gefangen. Sollte er sich doch mal, quasi aus Versehen, mit ins Schwesternzimmer nehmen lassen, kam er spätestens nach einer halben Stunde wieder zurück. So ging das vier Nächte lang. Tagsüber war mein Mann da und wir hielten den Kleinen abwechselnd im Arm, weil er sich auch tagsüber nur in Ausnahmefällen bereit erklärte, in seinem Bett zu liegen. Langsam wurde das Ganze allerdings sehr aufreibend für uns. Die Nachtschwestern waren schon entnervt, was die Nächte nicht gerade angenehmer machte. Tagsüber bekamen wir nicht erbetene Ratschläge, die alle darauf abzielten, dass wir unser Kind nicht daran gewöhnen sollten, immer auf unserem Arm sein zu wollen. Es werde verwöhnt. Dazu sahen wir die Kinder der Zimmernachbarinnen, die stets in ihren Betten blieben und vor sich hin schlummerten. Nachts kamen die nur alle 3 bis 4 Stunden mal zum Stillen und schliefen weiter.

Wir wurden unsicher und fragten uns schon insgeheim, ob irgendwas mit uns und unserem Kind nicht stimmt. Wieso schläft er nicht? Wir haben alle Ratgeber rauf und runter gelesen, aber darauf waren wir nicht gefasst. Wir dachten, Babys schlafen dauernd, und Schlafen ist doch kein Problem. Das kann doch jeder, das ist doch babyleicht. Aber nein: Baby schläft nicht und schon gar nicht leicht.

Nach vier Tagen kam dann endlich der Durchbruch. Junior hat seine erste Schlacht gewonnen, indem er seine Gegner mürbe gemacht hat. Durch den Schichtwechsel kam in der vierten Nacht eine neue Nachtschwester und diese erwies sich als eine Babyversteherin. Sie erklärte mir, dass mein Sohn sich alleine nicht wohl fühle und deshalb im Schwesternzimmer Randale mache. Er wolle Nähe und Körperkontakt. Das sei ganz normal, schließlich war er ja auch neun Monate im Bauch und sei die Nähe gewöhnt. Außerdem, es gebe halt anspruchsvolle und weniger anspruchsvolle Kinder. Dann hat sie das Bettgitter hochgeklappt, ein Stillkissen zum Schutz hingelegt und den kleinen Mann an meiner Seite platziert. So konnten wir die letzten Nächte viel entspannter verbringen. Und dennoch. Ein unangenehmer Beigeschmack blieb. Wir haben ein »anspruchsvolles« Kind? Was soll das heißen? Wieso haben wir kein normales, sondern ein »anspruchsvolles« Kind?

Zu Hause angekommen sollten wir dann feststellen, welche Dimensionen der Begriff anspruchsvoll annehmen kann. In den ersten Wochen wurden wir von unserer neuen Aufgabe überwältigt. Unser Leben wurde komplett auf den Kopf gestellt und alles drehte sich nur noch ums Kind und ums Überleben. Wir waren, neben der Versorgung unseres Säuglings, in erster Linie damit beschäftigt, irgendwie unsere lebensnotwendigen Grundbedürfnisse zu befriedigen. Das heißt, dass wir versuchten, ab und zu mal was zu essen, ein bisschen zu schlafen, hin und wieder zu duschen und gegebenenfalls auch mal auf Toilette zu gehen. Und das Erschreckende daran war: All das hinzukriegen stellte uns, zwei Erwachsene, halbwegs gebildete Menschen, die bis dato mitten im Leben standen, vor enorme Schwierigkeiten.

Was uns aber immer noch am meisten irritierte, war die Tatsache, dass sich unser Sohn einfach nicht ablegen lassen wollte. Auf dem Arm schlief er wunderbar, sobald wir ihn ins Bett legten, wachte er auf. Das war unheimlich anstrengend und dazu kam das belastende Gefühl, dass das doch irgendwie nicht normal ist. Wir machen was nicht richtig, wir sind nicht richtig, unser Baby ist nicht richtig. Und von allen Seiten hörten wir: »Wenn ihr ihn auch so verwöhnt ...« Aber mal ehrlich. Was hätten wir denn machen sollen? Sobald der kleine Mann alleine in seinem Bett lag, fing er an zu weinen. Hätten wir unser geliebtes Baby einfach weinen lassen sollen? Er war doch winzig und so hilflos. Das kam für uns nicht in Frage. Verzweifelt fragten wir unsere Hebamme um Rat. Doch die war uns dabei auch keine große Hilfe. Ihre Theorie war, dass es ihm im Bett zu kalt sei und er Körperwärme wolle. Darum sollten wir sein Bett mit Kirschkernsäckchen anwärmen. Von da an rannten wir den ganzen Tag mit Kirschkernsäckchen bewaffnet zwischen Mikrowelle und Babywiege hin und her und prüften die Temperatur. Gebracht hat es nix.

Zu diesem Zeitpunkt erwachte in mir allerdings die erste Ahnung davon, dass unser Sohn vielleicht doch nicht ganz so außergewöhnlich ist. Mir fiel nämlich das riesige Sortiment an Tragehilfen ein, das ich schon während der Schwangerschaft bewundert habe. Dass diese Dinger allerdings zum Schlafen sind, ist mir damals nicht in den Sinn gekommen. Aber man ist offensichtlich verblendet, wenn man ein Kind unter seinem Herzen trägt.

Im Nachhinein muss ich nämlich feststellen, dass es noch mehr Anzeichen dafür gab, dass es nicht so leicht werden wird, wie wir dachten. Während der Schwangerschaft hört man verschlüsselte Sätze wie: »Der Schlafmangel ist belastend für die junge Familie.« Süß, aber warum sagt keiner: »Sie werden auf dem Zahnfleisch gehen.« Oder, wie meine Freundin es formulierte: »Es wird die Hölle, aber ihr werdet es nie bereuen.« So was sagt einem allerdings keiner vor der Geburt. Zumindest nicht direkt. Wenn, dann eher zwischen den Zeilen. Allerdings erreicht diese Botschaft sowieso nur den, der sie ohnehin schon kennt. Alleine die riesige Bandbreite an »Wie-lernt-mein-Kind-schlafen-Literatur« hätte uns skeptisch machen müssen. Hat sie aber nicht.

Nachdem wir also von der Realität eingeholt wurden und uns mitten im chaotischen Familienalltag mit allen seinen Tücken und Kompromissen wiedergefunden haben, machte ich mich auf die Suche nach einer Lösung für unsere Schlafprobleme. Die Ergebnisse sind in diesem Buch zusammengetragen. Eine zufrieden stellende Lösung, das muss ich allerdings gleich gestehen, habe ich dabei nicht gefunden, dafür aber jede Menge neue Erkenntnisse. Spätestens wenn man öffentlich zugibt, dass das Kind nicht durchschläft, erfährt man: »Es gibt da so ein Buch.« Gemeint ist das Buch »Jedes Kind kann schlafen lernen« von Annette Kast-Zahn und Dr. med. Hartmut Morgenroth. Das scheint das Ei des Kolumbus zu sein. Aber ist es das wirklich? Auf jeden Fall scheint jeder das darin beschriebene »kontrollierte Schreienlassen« zu kennen.

Da wir uns zu der Methode nicht durchringen konnten und in Ermangelung einer Alternative, sind wir seit einiger Zeit Anhänger der Methode Besucherritze. Will heißen, unser Sohn schläft bei uns im Bett. Nicht gerade befriedigend, aber immerhin die Methode, bei der wir alle am meisten Schlaf bekommen.

Im Laufe der Zeit stellten wir uns viele Fragen zum Thema Kinderschlaf und Elternruhe. Dabei mussten wir feststellen, dass es keine einfachen Antworten gibt. Auch wenn die Fülle von Schlaf-Lern-Büchern das suggeriert. Vielleicht sind die Worte »Kinder« und »Ruhe« einfach schwer zu vereinbaren? Auf jeden Fall scheint es schwer zu sein, den Bedürfnissen des Kindes gerecht zu werden und gleichzeitig seine eigenen Bedürfnisse nach Ruhe, Entspannung und ausreichend Schlaf durchzusetzen. Aber beim Thema Schlaf hört für die meisten Eltern irgendwann der Spaß auf. Ist ja auch mehr als verständlich. Erst der Schock, der sich einstellt, wenn einem klar wird, dass man den Aufwand, der mit einem Baby verbunden ist, mehr als drastisch unterschätzt hat. Und dann die Tatsache, dass man fast keinen Schlaf bekommt ... Da kann man schon mal durchdrehen und auf die Idee kommen, man könne Kindererziehung, Haushalt, Arbeit, Beziehung, Diät und Frühenglisch unter einen Hut bringen. Na ja, und spätestens dann ist man irgendwann fix und fertig und will, dass die Kinder endlich einmal schlafen. Meistens klappt das aber nicht so einfach. Und dann geht der Stress erst richtig los. Eine Lösung muss her ...

Sicher wollen auch Sie, dass Ihr Kind endlich mal durchschläft. Mal sehen, was sich machen lässt ...

Doch bevor es ans Eingemachte geht, versuchen wir uns mal an einem einfachen Rechenmodell. Mal sehen, wie ungewöhnlich es eigentlich ist, dass ein Baby nachts aufwacht. Zugegebenermaßen ist das eigentlich schon das Eingemachte. Die Erkenntnis ist nämlich bitter.

Ein einfaches Rechenmodell

Gehen wir mal von einem Vorzeigebaby aus, einem Baby, das nach, sagen wir mal vier Wochen schon zum ersten Mal durchschläft. So was soll es ja angeblich geben. Und trotzdem kennen auch die Eltern dieser Kinder durchwachte Nächte. Woran kann das liegen? Scheinbar ist das Kind ja in der Lage, von einer Schlafphase in die nächste zu wechseln, und es hat offensichtlich auch nachts keinen Hunger mehr und dennoch wacht es öfter auf. Warum? Sagen wir mal, es meldet sich nur, wenn ihm etwas fehlt. Gut. Wie oft kann das sein? Oder anders gefragt: »Wie neidisch müssen die Eltern derer Kinder sein, die das noch nicht können?« Versuchen wir es mal mit einem einfachen Rechenmodell: Das Jahr hat normalerweise 365 Tage und ebenso viele Nächte. Vier Wochen davon gehen selbst bei unserem Vorzeigebaby schon für das Einpendeln des Tag- und Nachtrhythmus drauf. Also minus 28. Dann haben die meisten Babys in den ersten drei Monaten die sogenannten »Dreimonatskoliken«, da sich ihr Verdauungssystem erst daran gewöhnen muss, zu arbeiten. Im Mutterleib war das ja nicht nötig. Aber auch hier gehen wir wieder von einem Vorzeigebaby aus.

Das Baby wacht in den verbleibenden zwei Monaten (im ersten Monat hat es ja eh noch nicht durchgeschlafen) nur jede dritte Nacht wegen Verdauungsproblemen auf. Das wären dann ca. 20 Nächte. So, da wären wir schon in den ersten drei Monaten bei 48 durchwachten Nächten. Neben Eltern sieht jeder noch so partygeile Jugendliche alt aus. Aber es geht ja noch weiter: Zwölf Infekte pro Jahr, sagen die Kinderärzte, seien normal. Wenn man davon ausgeht, dass jeder Infekt das Kind ca. eine Woche plagt und das Kind in dieser Woche vielleicht fünf Mal wegen Husten, Ohrenschmerzen, verstopfter Nase oder welchen

Problemen auch immer aufwacht, sind wir schon wieder bei weiteren 60 schlaflosen Nächten. Macht 108. Dann kommen noch die Zähne, die Impfungen, das Einführen der Beikost mit wieder neuen Verdauungsproblemen und nicht zuletzt die Träume dazu.

Unser Sohn hat im ersten Jahr zum Beispiel acht Zähne bekommen. Das macht, wenn wir mal tiefstapeln, vielleicht 16 durchwachte Nächte. (Es werden mehr sein, machen Sie sich keine Hoffnung.) Dann veranschlagen wir für Impfen, Beikost und Träumen mal ganz grob 30 weitere Nächte. Inzwischen sind wir bei 154. Gut. Dann macht jedes Baby noch Wachstumsschübe durch, in denen es mehr futtern muss und eventuell auch mal nachts etwas haben will. Außerdem gehen noch ein paar Nächte für das Bedürfnis nach Nähe und Zuwendung flöten. Und wenn das Kind dann in den wenigen verbleibenden Nächten endlich mal schläft, machen sich die Eltern Sorgen und schauen nach, ob es noch atmet. Also ziehen wir dafür, ganz knapp bemessen, noch mal 20 Nächte ab.

Damit kommen wir zu folgender Rechnung:
$365 - 174 = 191$

Die Eltern mit einem absoluten Vorzeigebaby dürfen also immerhin 191 Nächte durchschlafen.
    Allerdings sind das wohl doch eher die wenigsten. Sicherlich gibt es auch einige, bei denen sogar noch mehr ruhige Nächte zusammenkommen. Aber bei den meisten sieht es doch eher schlechter aus. Meistens kommt alleine das erste Durchschlafen viel später und außerdem gibt es ja noch mehr Gründe, nachts aufzuwachen: Es ist zu kalt, zu warm, zu laut, die Windel ist übergelaufen …

Muss man also auf die paar läppischen ruhigen Nächte wirklich so neidisch sein? Schon irgendwie. Ich gäbe ehrlich gesagt ein Königreich für eine einzige Nacht, in der ich durchschlafen könnte. Und dennoch zeigt dieses einfache Rechenmodell: Nicht Durchschlafen ist leider irgendwie ganz normal und kein Drama.
Schade eigentlich.

Wenn man aber wenigstens auf die 191 Nächte zum Durchschlafen kommen will, lässt man sich so einiges einfallen. Schauen wir mal, was es da alles so gibt.

Info

Der Begriff Durchschlafen weckt häufig überzogene Erwartungen. Durchschlafen bedeutet keineswegs, dass ein Kind von acht bis acht in seinem Bett schlummert, ohne einen Mucks von sich zu geben. Durchschlafen heißt gerade mal, dass ein Kind in der Lage ist, von einer Schlafphase in die nächste zu wechseln und das einmal pro Nacht.

Wenn man davon ausgeht, dass eine Schlafphase in etwa drei bis vier Stunden dauert, kann man von einem Kind, das sechs bis acht Stunden am Stück schläft, ohne aufzuwachen, sagen, dass es durchschläft.

Auch dann, wenn bei ihm die Nächte eigentlich zwölf Stunden dauern, es also nachdem es sechs Stunden geschlafen hat, einmal oder zweimal oder auch tausendmal aufwacht.

Durchschlafen heißt also nicht unbedingt DURCH-schlafen. So viel zur Begriffsverwirrung.

Gängige Ein- und Durchschlaftipps

»Schlaf, Kindchen, schlaf. Der Vater hüt' die Schaf, die Mutter schüttelt's Bäumelein, fällt herab ein Träumelein.« Scheinbar war das früher so einfach. Heutzutage sieht die Sache aber ganz anders aus. Gehütet wird ja sowieso nix mehr, und wenn geschüttelt wird, dann meistens kein Baum. Wenn es gut geht, vielleicht der Kopf, schlimmstenfalls sogar das Kind. Dann wird's aber ganz übel. Und dass dann beim Schütteln irgendwo ein Traum rausfällt, ist auch eher unwahrscheinlich. Heute wird aus dem Thema »Schlafen« und vor allem aus dem Thema »Nicht schlafen« eine Wissenschaft gemacht und es finden sich zahlreiche Ratgeber zu diesem Thema.

Was also tun, wenn das Kind nicht schlafen will? Es könnte doch wenigstens nachts mal machen, was die Eltern wollen. Nämlich einfach schlafen. Macht es aber nicht. Könnte es aber. Es könnte nämlich schlafen lernen. Denn »Jedes Kind kann schlafen lernen«, wie schon der berühmte Titel des gleichnamigen Buches verspricht. Der Markt ist voll von Schlaf-Lern-Büchern. Im Internet kursieren die tollsten Tipps und Tricks, und somit kennen fast alle Eltern die eine oder andere Durchschlaftrainingsmethode. Aber wie soll das jetzt eigentlich gehen?

Im Grunde genommen basieren die meisten gängigen Methoden auf den gleichen Grundannahmen. Ganz grob gesagt geht es darum, dass Durchschlafprobleme eigentlich Einschlafprobleme sind. Jedes Kind wache nachts mehrere Male auf und müsse dann alleine einschlafen können, um durchzuschlafen. Die Methoden sind auch alle ähnlich. Das Kind muss wach ins Bett und bleibt dort, bis es einschläft. Fertig. Aber leider schlafen die Kinder dort nicht einfach so ein. Das ist ja schließlich das Problem an der ganzen Sache. Sie machen vielmehr ziemlich viel Randale. Was die Eltern dann machen sollen, lernen sie in den Schlaf-Lern-Büchern.

Schauen wir uns mal das wohl bekannteste Schlaf-Lern-Buch mit dem Titel »Jedes Kind kann schlafen lernen« an. Schon der Titel macht mich stutzig. Schlafen lernen? Kann nicht jeder schlafen? Muss und vor allem kann man schlafen lernen, wo Schlafen doch irgendwie spontan und unwillkürlich ist? Werden demnächst Bücher veröffentlicht mit Titeln wie: »Jeder kann den Lidreflex lernen«? Oder: »Verdauen leicht gemacht«? Oder gar: »Atmen für Anfänger«? Eher unwahrscheinlich. Eigentlich müsste das Buch auch vielmehr »Jedes Kind kann lernen, bis zu zwölf Stunden in seinem Bett zu bleiben, ohne sich zu beschweren« heißen. Darum geht es nämlich. Aber schauen wir uns den Inhalt mal genauer an:

Zunächst werden in dem Buch verschiedene eigentlich selbstverständliche Dinge erläutert. Da lernt man zum Beispiel, dass jedes Kind täglich nur ein gewisses Pensum an Schlaf benötigt. Wenn es ausgeschlafen hat, ist es halt wach. Gut, das ist logisch. Wenn das Kind also den ganzen Tag schläft und nachts wach ist, sollte man mal überlegen, daran etwas zu ändern.

Damit das Kind einen Rhythmus entwickelt, soll man feste Schlafenszeiten einführen und am besten auch noch möglichst feste Essenszeiten. Ok, das ist auch total logisch. Das gilt für Erwachsene schließlich auch. Am besten schläft man, wenn man immer mehr oder weniger zur gleichen Zeit ins Bett geht und nicht schon den ganzen Tag gepennt hat. Dass man das bei ganz kleinen Babys schwer durchsetzen kann, ist allerdings genauso selbstverständlich, deshalb beziehen sich die Tipps in erster Linie auf etwas ältere Babys, so ab dem 6. Monat. Wenn man also will, dass das Baby nachts schläft, sollte man es am Tag nur ein paar Nickerchen machen lassen, damit es sich den meisten Schlaf in der Nacht holt. Wenn das Baby das nicht von alleine macht, soll man es halt wach halten oder vielleicht sogar wecken. So weit so gut.

Ebenfalls ganz hilfreich ist der Tipp, zu beobachten, wie lange das Kind am Tag insgesamt schläft. Wenn man dann zum Beispiel feststellt, dass man ein Kind hat, das 14 Stunden Schlaf braucht, kann man diese

14 Stunden sinnvoll auf den Tag verteilen. Das Kind könnte dann nachts ungefähr 11 Stunden schlafen und die restlichen 3 Stunden könnte es am Tag schlafen.

Zusammengefasst soll das Kind also in erster Linie nachts schlafen. Das ist schon mal eine naheliegende Lösung.

Des Weiteren wird noch auf die optimale »Zu-Bett-bring-Situation« eingegangen. Der Abend soll möglichst ruhig und regelmäßig ablaufen. Man soll noch mal kuscheln, in Ruhe füttern, vielleicht singen oder lesen, das Kind bettfertig machen und es hinlegen. Am besten immer in der gleichen Reihenfolge und zur gleichen Zeit. Außerdem soll man das Kind ins Bett bringen, wenn es müde ist, aber bevor es übermüdet ist und aufdreht. Auch diese Ratschläge sind zwar nicht wirklich neu, aber dennoch sinnvoll.

Das war es dann aber auch mit Alltagspsychologie. Der Rest des Buches enthält Informationen, die den meisten Lesern neu sein werden. Eine Statistik klärt zum Beispiel darüber auf, wie viele Kinder überhaupt durchschlafen. Da lernt man dann, dass mit vier bis sechs Wochen gerade mal 6 % der Kinder durchschlafen. Mit drei bis vier Monaten sind es immerhin schon 36 % und mit einem Jahr schlafen 53 % der Kinder durch. Komischerweise nimmt die Zahl dann wieder ab. Mit zwei Jahren schlafen nur noch 39 % der Kinder durch und mit vier Jahren sogar nur noch 38 % (vgl. Kast-Zahn, Morgenroth 2007, S. 17).

Durchschlafen ist also die Ausnahme und nicht die Regel. Andersherum gelesen bedeuten diese Zahlen nämlich, dass 61 % der zweijährigen Kinder nicht durchschlafen. Man könnte daraus schließen, dass nächtliches Aufwachen ganz normales kindliches Verhalten ist, die Eltern überzogene Erwartungen an das Schlafverhalten ihrer Kinder haben, und man könnte den Eltern raten, sich zu entspannen. Spätestens mit 18 wird jedes Kind durchschlafen. Aber genau das tun die Autoren von »Jedes Kind kann schlafen lernen« nicht.

Vielmehr begeben sie sich auf die Mission, das Schlafverhalten der Kinder zu ändern und die Eltern zu erlösen. Sie finden schließlich in Amerika einen Professor, der ein Schlaflernprogramm entwickelt hat.

Dieses Programm stellen sie in ihrem Buch vor. Das ist die nach eben diesem Professor benannte Ferber-Methode. Um diese Methode zu verstehen, muss man allerdings erst etwas über das kindliche Schlafverhalten lernen. Erstmal muss man wissen, dass es zwei Schlafarten gibt. Den Tiefschlaf, den sogenannten Non-REM-Schlaf, und den Traumschlaf, den sogenannten REM-Schlaf. REM steht in diesem Fall für »rapid eye movement«, also für schnelle Augenbewegungen. Diese beiden Schlafarten wechseln sich in der Nacht mehrmals ab. Das ist sowohl bei Erwachsenen als auch bei Kindern so. Zwischen den verschiedenen Schlafphasen gibt es immer wieder ein kurzes Erwachen, bis sich der nächste Schlafzyklus anschließt. Das heißt, jedes Kind und auch jeder Erwachsene wacht nachts mehrmals kurz auf. Meistens kann man sich allerdings an das kurze Erwachen nicht erinnern, da man sofort wieder einschläft. Kinder, die es aber nicht gelernt haben, alleine einzuschlafen, schaffen es nicht, so die Theorie, nach diesem kurzen Erwachen selbst wieder in den Schlaf zu finden. Sie rufen nach ihren Eltern, damit sie ihnen beim Einschlafen helfen.

In dem Buch findet man ein Diagramm mit dem Schlafmuster eines mindestens sechs Monate alten Kindes. Nach Prof. Ferber würde ein Kind, das von zwanzig bis sieben Uhr schläft, dann neunmal kurz erwachen. Und zwar um ca. 21:15 Uhr, um 22:00 Uhr, um 23:30 Uhr, um 01:30 Uhr, um 02:45 Uhr, um 03:30 Uhr, um 04:45 Uhr, um 05:00 Uhr und um 06:00 Uhr (vgl. Kast-Zahn, Morgenroth 2007, S. 31). Also dauernd. Die Autoren erklären ihre Beobachtung, dass manche Kinder nach dem kurzen Erwachen ohne Probleme wieder einschlafen und manche nicht, damit, dass die Kinder, die nicht wieder einschlafen, in einer anderen Situation aufwachen als der, in der sie eingeschlafen sind. Will heißen: Ein Kind schläft zum Beispiel beim Stillen ein, es wacht auf, ist nicht mehr an der Brust und findet das nicht gut. Einschlafen und Brust gehören bei ihm zusammen. Also Brust her und weiterschlafen. Da die Brust meist an der Mutter hängt, muss die Mutter dazu aufstehen, was dem Kind zwar ziemlich schnuppe ist, aber dennoch recht schnell zum Problem werden kann. Allerdings eher zum Problem der Mutter, da diese langsam, aber sicher anfängt, unter dem Schlafmangel zu leiden.

Die Autoren behaupten weiter, dass das kurze Aufwachen biologisch gesehen sinnvoll ist. Unsere Vorfahren hätten in einer Umgebung geschlafen, die nicht immer sicher war. Es gab wilde Tiere, eine raue Umwelt und wer weiß was noch. Das Aufwachen diente also der Überprüfung, ob noch alles in Ordnung sei. Beim Aufwachen überprüfe auch das Kind, ob noch alles in Ordnung ist. Es prüft, ob ihm zu warm oder zu kalt ist, ob es Hunger hat oder ob etwas wehtut. Wenn alles in Ordnung ist, kann es weiterschlafen. Es sei denn, für das »Alles-Ok-Gefühl« fehle noch was, wie zum Beispiel die Brust (vgl. Kast-Zahn, Morgenroth 2007, S. 34–36).

Aus diesen Gründen raten Kast-Zahn und Morgenroth davon ab, dem Kind beim Einschlafen zu helfen. Das Kind soll wach ins Bett gelegt werden und dort alleine einschlafen. Wenn es dann nachts erwacht, findet es die gleichen Bedingungen vor wie beim Einschlafen und kann in Ruhe weiter schlafen. Hört sich erstmal logisch an. Doch bei genauer Betrachtung liegt hier genau der Knackpunkt. Denn was sind das für Bedingungen, die das Kind vorfindet?

Es ist alleine in seinem Bett.

Jetzt müsste das Kind ja »biologisch gesehen« denken: »Aha, alles in Ordnung. Ich bin noch genauso einsam wie zuvor. Es hat sich nichts geändert, dann kann mich auch kein Tiger fressen.« Und dieser Schluss ist, sagen wir mal, nicht ganz logisch. Wenn man sich schon auf die

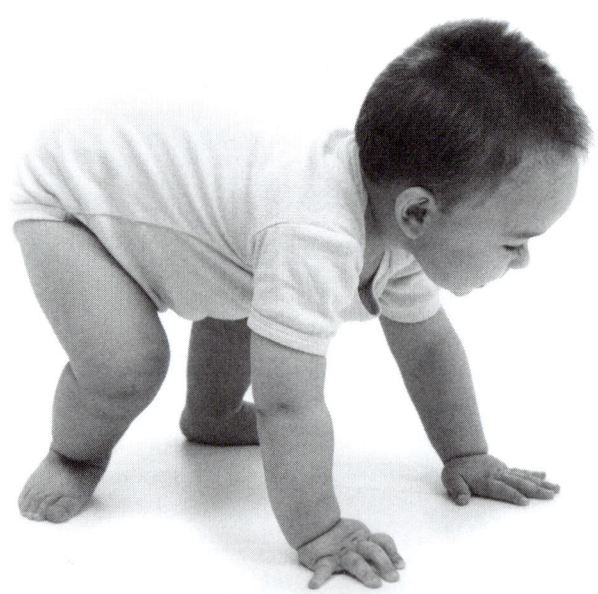

Biologie bezieht, müsste man doch gerade dem Kind das Recht einräumen, nachts die elterliche Nähe einzufordern. Ein Baby ganz alleine ist doch völlig hilf- und wehrlos und somit ein prima Happen für den bösen Tiger. Wie kann es dann »biologisch gesehen« sein, dass es sich alleine in seinem Bett sicher und »Ok« fühlt? Weil es beim Einschlafen auch schon alleine war? Hm?

Die Argumentation lässt zu wünschen übrig. Ist doch klar, dass ein Baby, wenn es aufwacht, nach seinen Eltern sucht. Wer soll denn sonst den bösen Tiger verjagen? Und ist das Baby nicht »biologisch gesehen« ganz und gar darauf ausgerichtet, ständig die größtmögliche Nähe zu seiner Bezugsperson herzustellen? Wozu gibt es das Kindchen-Schema, wozu lächeln denn schon die allerkleinsten Babys beim Anblick eines Gesichtes, warum sind Babys einfach unwiderstehlich süß? Weil sie ihre Eltern ständig dazu motivieren müssen, sich um sie zu kümmern. Alleine sind sie nicht überlebensfähig. Selbst misshandelte und vernachlässigte Kinder richten ihr Verhalten stets danach aus, ihren Eltern zu gefallen und sie dazu zu bringen, ihnen Nähe und Versorgung entgegenzubringen. Das müssen sie auch. Sie können nicht einfach sagen: »Ich scheiß auf die Deppen und zieh fortan allein durchs Leben.« Kinder müssen ihre Eltern lieben und ihre Nähe einfordern, sonst können sie nicht überleben.

Selbst heute, wo keine Tiger mehr auf sie lauern. Wie kann sich ein Kind dann ganz alleine in seinem Bett »Ok« fühlen? Nur weil es beim Einschlafen auch schon alleine war? Nein, die Methode funktioniert aus einem anderen Grund: Das Kind schläft nicht still weiter, weil es weiß, dass alles Ok ist, sondern weil es bei dem Schlaf-Lern-Programm gelernt hat, dass Schreien sowieso nix bringt, aber dazu später mehr. Und dennoch, das ist also die »Alles-noch-Ok-Hypothese«. Auf dieser nicht ganz unzweifelhaften Hypothese baut das weitere Vorgehen auf. Die Autoren beschreiben die sogenannte Ferber-Methode.

Die funktioniert so: Nachdem man feste Schlafens- und Essenszeiten eingeführt hat und ein schönes Abendritual etabliert hat, wird das Kind abends ohne jegliche Einschlafhilfen, also ohne Schnuller, ohne Stillen, ohne Tragen usw. einfach wach ins Bett gelegt und die Eltern verlassen den Raum. Dort soll das Kind im Bett bleiben, bis es schläft.

Das wird es aber höchstwahrscheinlich nicht so einfach tun. Es wird wahrscheinlich weinen und schreien und versuchen, aus seinem Bett rauszukommen, um den Eltern zu folgen.

Während des »Behandlungsplans« gehen die Eltern nun immer mal wieder hin und schauen nach, damit das Kind zum einen merkt, dass die Eltern nicht ganz und gar verschwunden sind, und damit die Eltern zum anderen sehen, ob noch alles in Ordnung ist. Genau läuft das nach einem strengen Zeitplan ab. Erst lässt man das Kind genau drei Minuten schreien, dann geht man für längstens zwei Minuten hin, ohne das Kind aus dem Bett rauszunehmen, und danach verlässt man das Zimmer wieder, ob das Kind sich beruhigt hat oder nicht. Danach lässt man das Kind fünf Minuten warten, und danach sieben Minuten. Dazwischen geht man jeweils für ein bis zwei Minuten rein. Bis zum vierten Tag steigert man die Wartezeit für das Kind auf bis zu zehn Minuten. »Bei dieser Vorgehensweise ›verlernt‹ ihr Kind das Schreien« (Kast-Zahn, Morgenroth 2007, S. 98–99).

Abgesehen davon, dass diese Methode nicht gerade sehr liebevoll ist, basiert sie auch noch auf einem veralteten verhaltenstherapeutischen Vorgehen. Die Verhaltenstherapeuten gingen, ganz grob gesagt, davon aus, dass es möglich ist, sinnloses Verhalten abzutrainieren und es durch sinnvolles Verhalten zu ersetzen. Die psychischen Prozesse, die Gedanken und Gefühle, die mit dem Verhalten einhergehen, sind bei dieser Vorgehensweise nicht von Bedeutung. Der Mensch wird als eine »Blackbox« betrachtet, auf die ein Reiz trifft, der zu einer Reaktion führt. Was währenddessen in der »Box« vorgeht, ist nicht von Belang. Allerdings hat sich die Verhaltenstherapie schon seit Langem weiterentwickelt und sieht den Menschen heute als komplexes, soziales Lebewesen an. Alleine, dass in dem Buch »Jedes Kind kann schlafen lernen« noch auf dieses veraltete Gedankengut Bezug genommen wird, sollte den Leser aufhorchen lassen. Und dennoch, besonders Erfolg versprechend sind diese verhaltenstherapeutischen Maßnahmen, auf die sich Kast-Zahn und Morgenroth beziehen, bei Angst- und Zwangsstörungen. Wenn jemand zum Beispiel eine Spinnenphobie hat, geht der Therapeut nach einem festgelegten Behandlungsplan vor, um ihm diese Phobie abzutrainieren. Erst schaut sich der Patient kurz ein Bild von einer Spinne an, dann länger, dann schaut er eine echte Spinne aus der Ferne an und kommt ihr Schritt für Schritt näher.

Das wäre, mal ganz verkürzt dargestellt, eine verhaltenstherapeutische Therapieeinheit. Die psychischen Prozesse, die vielleicht in Zusammenhang mit der Phobie stehen, sind nicht Gegenstand der Therapie. Was bei Phobien und Zwängen vielleicht noch ganz sinnvoll ist, ist in der Pädagogik doch eher fragwürdig. Wenn ein Kind in der Schule beispielsweise aggressives Verhalten zeigt, könnte eine verhaltenstherapeutische Maßnahme so aussehen, dass das Kind immer für aggressives Verhalten bestraft wird und für gutes Sozialverhalten belohnt wird. Man könnte es zum Beispiel als Strafe vor die Tür schicken und ihm zur Belohnung ein Gummibärchen geben. Ähnliche Methoden wendet man auch bei der Hundeerziehung an.

Es wird nicht gefragt, warum das Kind das aggressive Verhalten zeigt. Vielleicht macht es ja selbst in der Familie Gewalterfahrungen oder es fühlt sich in der Gruppe nicht wohl oder was auch immer. Wenn man ihm jetzt das aggressive Verhalten abtrainiert, kann man davon ausgehen, dass das Problem nicht gelöst ist und das Kind an anderer Stelle wieder auffällig wird. Es wird also nur das Symptom und nicht die Ursache bekämpft. Zudem ist diese Vorgehensweise nicht gerade die einfühlsamste und vielleicht auch ethisch etwas fragwürdig. Man geht nicht davon aus, dass das kindliche Verhalten von psychischen Prozessen motiviert ist, sondern behandelt es wie eine Lernmaschine.

Bei unserem Einschlafbeispiel fragt man also nicht, warum das Kind so lange und ausdauernd weint und schreit, man fragt nicht, welche psychischen Prozesse, welche Ängste und Bedürfnisse dahinterstehen, sondern man versucht einfach, das sinnlos erscheinende Verhalten abzutrainieren. Diese verhaltenstherapeutische Haltung wird im weiteren Verlauf des Buches bis hin zur Absurdität beibehalten. Da heißt es zum Beispiel, dass manche Kinder dazu neigen, während des Umgewöhnungsprogramms zu erbrechen. Die Eltern sollten dann sofort zu ihrem Kind gehen, alles sauber machen, danach aber mit dem Behandlungsplan fortfahren, ohne das Erbrechen zu belohnen. »Sie helfen Ihrem Kind, wenn Sie mit dem – vorhersehbaren – Erbrechen sachlich und ruhig umgehen« (Kast-Zahn, Morgenroth 2007, S. 107).

Wie bitte? Wenn mein Kind so sehr schreit, dass es sich erbricht, soll ich einfach emotionslos weitermachen wie bisher? Spätestens dann sollte ich doch eigentlich merken, dass ich gerade ziemlich auf dem Holzweg bin. Aber nein. Vielmehr soll man das Kind bloß nicht damit durchkommen lassen, sonst erbreche es sich nachher in jeder Situation, in der es sich durchsetzen will. Aha. Soll ich demnächst auch nicht reagieren, wenn mein Kind sich den Kopf stößt und weint, damit es nicht dafür belohnt wird? Behält es sonst das Kopfstoßen bei? Kopfstoßen könnte es ja noch willentlich, aber erbrechen? Es ist nicht davon auszugehen, dass ein Kind in dieser Situation extra erbricht. Besonders nicht, wenn man bedenkt, dass man mit dem Programm bei sechs Monate alten Kindern beginnt. Das Erbrechen ist vielmehr ein Anzeichen für extrem starken Stress und kann als psychosomatische Stressreaktion bezeichnet werden (vgl. Brisch 2007). Was mache ich demnächst, wenn mein Kind Fieber hat? Soll ich dann das Zimmer verlassen, bis die Temperatur endlich unten ist? Ab ins Körbchen und brav Heia machen? Ist mein Kind ein Dackel? Vergleichen Sie mal die Ratschläge mit einem Ratgeber für Welpenerziehung. Sie werden erschreckende Parallelen feststellen. Oder ganz neue Erziehungstipps bekommen. Wie man's nimmt.

Erbrechen als Stressreaktion

Wenn ein Baby weint, hat das immer einen Grund. Normalerweise wird eine Bezugsperson auf das Weinen des Kindes reagieren und versuchen, es zu beruhigen. Geschieht das nicht, gerät das Baby in großen Stress. Es erlebt Gefühle von Todesangst und Panik, es fühlt sich ausgeliefert und ohnmächtig. Dadurch wird das Nervensystem, das für Kampf und Flucht zuständig ist, erregt. Da der Säugling aber weder kämpfen noch fliehen kann, reagiert das Gehirn mit einer Art Notlösung. Das Kind wird von jetzt auf gleich ganz still und schaltet ab. Es ist dann wie eingefroren und stellt sich tot. Eine andere Notlösung wäre die, dass sich die große Erregung in ihr Gegenteil umkehrt und das Kind erschlafft und einschläft (vgl. Brisch 2011, S. 36–38). In beiden Fällen kann es sein, dass das Kind vor Übererregung erbricht, bevor das Gehirn den Schalter umlegt und auf eine Notlösung umschaltet. Das Erbrechen und auch das Erschlaffen und Einschlafen nach einer langen Schreiphase, in der niemand dem Säugling zur Hilfe kam, sind also Zeichen dafür, dass das Kind enorme Angst erlebt und dringend von einer Bezugsperson getröstet und auf den Arm genommen werden muss.

Von Birnen und Äpfeln

Bekanntermaßen soll man ja Birnen nicht mit Äpfeln vergleichen. Warum eigentlich? Birnen und Äpfel sind sich doch ähnlich. Irgendwie. Genauso wie sich zum Beispiel Paul und Tim ähnlich sind. Beides sind Menschen bzw. Obst. Mit Obst kann man zum Beispiel Obstsalat machen, sowohl mit Äpfeln als auch mit Birnen. Für Menschen gibt es andere Rezepte. Man nehme ein Baby, ein Bett, einen Elternteil, gebe das Erste ins Zweite und entferne das Dritte, lasse die Zubereitung zehn Minuten stehen und füge den Elternteil wieder für einige Minuten hinzu, um ihn dann wieder zu entfernen. Fertig ist der Babyschlaf. So einfach geht das. Aber kann man Pauls mit Tims vergleichen? Sind alle Babys gleich? Sind alle Eltern gleich? Eher unwahrscheinlich. Deshalb ist es auch eher unwahrscheinlich, dass einfache Rezepte eine sinnvolle Lösung in der Kindererziehung sein können.

Neben dem bekannten Buch »Jedes Kind kann schlafen lernen« gibt es, wie gesagt, noch unzählige weitere Bücher, die verschiedene Schlaflernprogramme vorstellen. Allerdings sind alle diese Programme eigentlich nur Abwandlungen der Ferber-Methode und basieren mehr oder weniger auf den gleichen Annahmen. Das heißt, wenn man diese Methode erstmal verstanden hat, kann man auf die ganzen anderen Bücher, sogar auf »Jedes Kind kann schlafen lernen« verzichten und jede Menge Geld sparen.

Allerdings könnte man eigentlich sowieso ganz auf diese Bücher verzichten und das gesparte Geld in einen Babysitter investieren, damit man mal ausspannen kann, alle Frustration und Müdigkeit vergisst und die Akkus auftankt. Dann kommt man heim und findet sein Baby wieder unwiderstehlich süß und möchte es gar nicht mehr schreien lassen. Das wäre vielleicht die beste Lösung. Spätestens aber wenn man die obige und die folgende Zusammenfassung liest, kann man wirklich ganz auf diese Bücher verzichten, denn selbst wenn man diese Bücher rauf und runter liest, kommt inhaltlich doch nicht mehr dabei heraus, als sich auf ein paar Seiten zusammenfassen lässt. Nämlich, dass das Kind, wie ja oben schon gesagt, wach ins Bett muss, um dort ohne Hilfe einzuschlafen und dass man den Tagesablauf strukturieren und die Schlafenszeiten planen muss. Fertig.

Weidemann-Böker stellt in ihrem Buch verschiedene Programme vor, die aber alle recht ähnlich sind. Man legt das Kind hin, geht weg und kommt nach einer gewissen Zeit wieder. Es gibt unterschiedliche Wartezeiten und man darf das Kind unterschiedlich lange beruhigen. Manchmal gibt es auch gar keine Wartezeiten, mal braucht man eine Sanduhr, mal einen Stuhl … Ansonsten läuft aber im Grunde alles aufs Gleiche hinaus. Eine besonders merkwürdige Schlafkur hat Anna Wahlgren erfunden. Dabei »knufft« man das Kind in den Schlaf anstatt es einfach nur schreien zu lassen. Der »Werkzeugkasten«, den sie den Eltern dazu an die Hand gibt, mutet mehr als eigenartig an und dennoch ist auch diese Methode nichts anderes als ein weiteres Schlaflernprogramm.

Was an allen diesen Programmen bedenklich ist, ist die Systematik, mit der man vorgehen muss, und dass Erziehung quasi nach Behandlungsplan und mit Stoppuhr funktionieren soll. Die elterliche Intuition wird ausgeschaltet und man soll sich auf Pläne und Programme verlassen. Das führt dazu, dass manche Eltern ihre Babys wirklich so lange schreien lassen, bis diese vor Erschöpfung einschlafen. Und das, obwohl diese, bevor sie mit dem Schlaf-Lern-Programm angefangen haben, spontan auf jede Äußerung des Kindes liebevoll und angemessen reagiert haben. Sie hatten also eine gute elterliche Intuition, die ihnen durch die Programme abhandengekommen ist. Richtig gut kann das irgendwie nicht sein.

Fallbeispiel

Eine Freundin erzählt mir von ihrer Tochter. Sie sei schon immer ein schlechter Schläfer gewesen. Inzwischen ist sie fast zwei. Damit sie einschläft, braucht sie immer das Fläschchen und auch nachts wacht sie auf und klettert ins Elternbett. Das kann so nicht weitergehen, hat sich meine Freundin gedacht. Darum wollte sie es mit einem Schlaflernprogramm versuchen. Innerhalb von 10 Minuten hat sich ihre Tochter vor lauter Schreien erbrochen, und meine Freundin hat den Versuch abgebrochen. Das kam für sie absolut nicht infrage. Jetzt schläft sie zwar weiterhin nicht durch und auch nur mit Fläschchen ein, aber die ganze Familie hat sich damit arrangiert. Dann bekommt sie halt abends die Flasche und mitten in der Nacht kommt sie ins Elternbett geklettert. Irgendwann, so hofft meine Freundin, wird sich das von selbst legen. Na dann viel Glück!

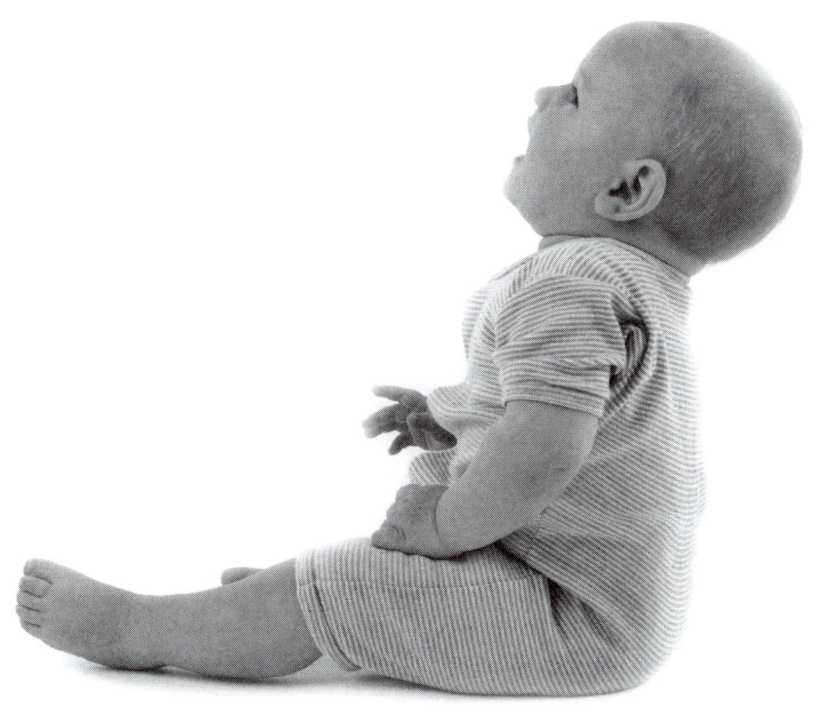

TEIL 2

Komisches aus der Welt des Schlafes

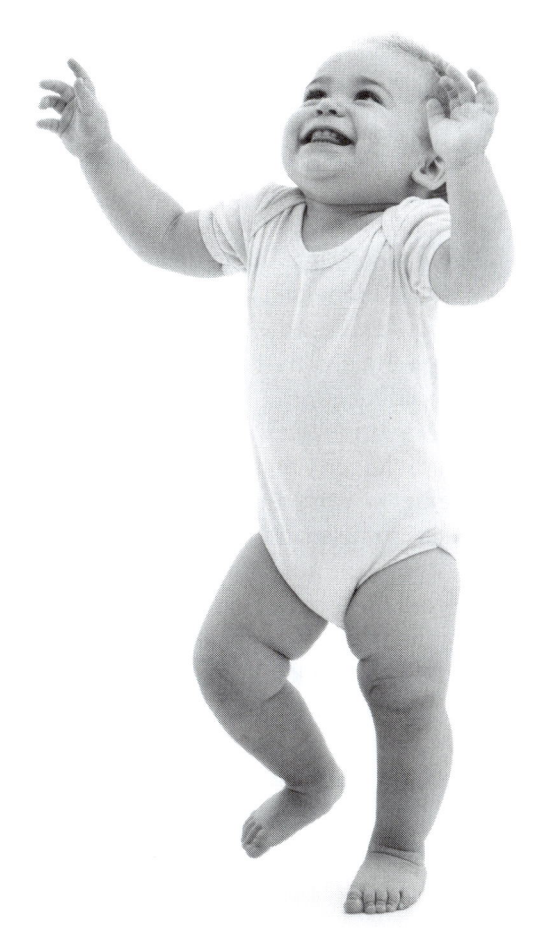

Ein kleiner Selbstversuch

Bestimmt haben Sie auch schon mal den Rat bekommen Ihr Kind einfach schreien zu lassen. Irgendwann wird es schon schlafen. Und Sie sind vielleicht auch der Meinung, dass drei bis vier Nächte schreien doch nicht so schlimm ist, wenn das Kind danach schön brav durchschläft? Unzählige Kinder haben geschrien. Warum soll das meinem Kind was schaden? Das Leben ist schließlich kein Ponyhof. Gut. Vielleicht schadet es ihm nicht. Aber es gibt Risiken.

Dennoch. Der Mensch ist flexibel und vieles kann er kompensieren. Vielleicht schadet es wirklich nichts. Aber es ist kein Spaziergang.

Und das versuchen wir jetzt mal im Selbstversuch. Gehen Sie an einen abgelegenen Ort. Am besten sehr abgelegen, wenn Sie nicht wollen, dass die Männer mit den weißen Kitteln kommen. Wenn Sie allerdings doch wollen dass die kommen, schließlich haben die Valium dabei und werden Sie ans Bett fesseln – keine allzu schlechte Vorstellung für übermüdete Eltern –, dann machen Sie den Versuch bitte mitten auf dem Marktplatz. Auf jeden Fall lassen Sie Ihr Kind daheim. Es könnte einen Schaden nehmen. Gut, Sie sind also wahrscheinlich an einem abgelegenen Ort. Fangen Sie jetzt an zu brüllen. Und zwar aus voller Kehle. Es muss sich genauso anhören wie Ihr Kind, nachdem Sie drei Minuten nicht auf sein lautes Weinen und Schreien reagiert haben. Steigern Sie sich noch, legen Sie Panik in Ihre Stimme und geben Sie alles. Jetzt kommen noch die Bewegungen hinzu. Wenn Ihr Kind noch nicht aufstehen kann, legen Sie sich auf den Boden und zappeln mit Armen und Beinen. Wenn es sich schon hochziehen kann, stellen Sie sich hin und strecken Sie die Arme aus. Machen Sie sich so lang wie möglich. Wenn Sie nach fünf Minuten, bitte schauen Sie auf die Uhr, noch nicht schweißgebadet sind, machen Sie etwas falsch. Jetzt brechen Sie bloß nicht ab! Sonst war alles umsonst. Schreien Sie weiter, bis Sie einschlafen. Ich hoffe, Sie haben Umziehklamotten dabei, falls Sie sich erbrechen. Dann ziehen Sie sich schnell und emotionslos um und schreien danach weiter, bis Sie einschlafen. Trinken und essen Sie zwischendurch auf keinen Fall, sonst gewöhnen Sie sich noch an nächtliche Mahlzeiten. Wenn Sie endlich eingeschlafen sind, ist es gut. Sobald Sie aber wieder aufwachen, müssen Sie weiterschreien, bis Sie wiederholt einschlafen.

So verbringen Sie die ganze Nacht. Am nächsten Tag ist es enorm wichtig, dass Sie trotzdem zur gewohnten Uhrzeit aufstehen, damit Sie nicht den verpassten Nachtschlaf am Tag nachholen. Sonst schreien Sie in der nächsten Nacht wieder so lange, weil Sie nicht müde genug sind. Die nächsten drei Nächte werden nämlich nach dem gleichen Schema ablaufen. Sie müssen schreien und zappeln, bis sie vor Erschöpfung einschlafen. Nach drei Nächten ist es gut. Die meisten Babys haben nach diesem Zeitraum nämlich die Nase voll und geben auf. Sie sicher auch. Spätestens. Wenn Sie durchgehalten haben, bekommen Sie den Durchschlaf-Trainer-Schein und erhalten somit die Berechtigung, mit Ihrem Baby ein solches Trainingsprogramm durchzuführen. Wenn Sie das dann noch wollen. Und natürlich, wenn Sie nicht in der Klapse gelandet sind. Wenn doch, beschweren Sie sich nicht bei mir. Meine Idee war das schließlich nicht. Seien Sie eher froh. In der Klapse bekommen Sie nämlich die Möglichkeit zu weiteren Selbstversuchen. Wenn Sie Glück haben, sperrt man Sie in eine Gummizelle oder fixiert Sie im Bett. Das wäre dann sozusagen Selbsterfahrung in Reinform. Schließlich können Sie sich jetzt, anders als beim ersten Versuch, wirklich nicht selbst befreien. Nutzen Sie Ihre Chance und schreien Sie, was das Zeug hält. Wenn Sie sich etwas Mühe geben, können Sie originalgetreue Versuchsbedingungen erzeugen. Wenn Sie nur genug schreien, wird man sicher auch alle zehn Minuten nach Ihnen schauen. Mal sehen, ob Sie sich dadurch nicht so verlassen fühlen. Schreien Sie, bis Sie vor Erschöpfung einschlafen. Und nur keine Hemmungen. Wenn Sie sich erbrechen, findet sich sicher jemand, der Sie emotionslos aus dem Bett holt und Sie umzieht.

Fallbeispiel

*Will meine Freundin, dass ihr Baby länger schläft als zwanzig Mi-
nuten, muss sie es im Arm behalten. Sobald sie es ablegt, wacht
es nach kurzer Zeit wieder auf. Das sei doch ganz normal, meint
ihre Hebamme dazu. So sind Babys halt, klein und hilflos. Da meine Freundin aber noch ein zweites Kind hat und ab und zu mal
freie Hände braucht, bindet sie sich gleich morgens das Tragetuch
um und steckt ihren Kleinen da rein, wann immer es nötig ist. Da
sie darin inzwischen einige Übung hat, geht das blitzschnell. Sogar wenn sie spazieren geht und der Kleine im Kinderwagen liegt,
hat sie ihr Tragetuch um. Falls er es im Wagen nicht mehr aushält,
macht sie sich keinen Stress, sondern steckt ihn einfach ins Tuch.
Das hätte ich auch mal machen sollen. In den ersten Wochen nach
der Geburt war jeder Einkauf für mich ein Spießrutenlauf. Hoffentlich fängt das Baby nicht an zu schreien. Na ja, beim zweiten weiß
ich, wie es geht.*

Schlafmangel und seine Folgen

Schlafen scheint ja unglaublich wichtig zu sein. Das sieht man zum Beispiel an den Menschen, die unter der Woche jeden Tag um fünf Uhr aufstehen müssen, um zur Arbeit zu gehen. Diesen Menschen ist das Wochenende und somit das Ausschlafen heilig. Nur Wahnsinnige und Schwiegereltern kämen auf die Idee, so jemanden am Sonntag vor zehn Uhr anzurufen. Eltern, die quasi nie in Ruhe schlafen können, ist sogar jede Minute Schlaf heilig. In einer Zeit, als unser Sohn im Durchschnitt alle 1 ½ Stunden aufgewacht ist, habe ich sogar mal nach meinem Mann ausgetreten, weil er mich geweckt hat, um mir etwas zu sagen. Wirklich wahr. Und das, obwohl wir bis dato eigentlich keine Probleme mit häuslicher Gewalt hatten. Zu meiner Verteidigung muss ich auch sagen, dass ich im Halbschlaf war. Aber ich muss auch zugeben, dass ich mich noch daran erinnere. Als er sich morgens darüber bei mir beschwert hat, konnte ich die Tat noch nicht mal leugnen. Aber das zeigt, Schlafen hat einen hohen Stellenwert, und zwar einen umso höheren, je weniger man schläft. Man fragt sich allerdings, warum.

Warum schläft man eigentlich? Selbst die Wissenschaft hat keine ausreichend plausible Erklärung dafür. Schlafen ist so gesehen biologischer Schwachsinn. Man verliert wertvolle Zeit, die man viel sinnvoller in Vermehrung, Brutpflege und Nahrungsbeschaffung investieren könnte. Irgendeine Bedeutung scheint der Schlaf aber zu haben. Nicht nur der Mensch, der biologisch gesehen eh etwas sinnlos konstruiert ist, sondern auch Tiere schlafen üblicherweise. Warum, weiß man noch nicht so genau. Man weiß aber, dass Schlafmangel erhebliche Folgen haben kann. Schlafentzug ist sogar eine Foltermethode. Auf diese Weise sollen die Gefangenen desorientiert und mürbe gemacht werden. Der Schlafentzug führt bei ihnen zu Denkstörungen, Müdigkeit (wer hätte das gedacht), Reizbarkeit, Halluzinationen und zu erhöhter Infektanfälligkeit. Sie werden also in den Zustand einer stillenden Mutter von Drillingen versetzt. Allerdings ohne Hormone und Glücksgefühle. Diese Foltermethode ist auch heute noch recht häufig, da sie keine sichtbaren Spuren hinterlässt. Angeblich soll Schlafentzug im alten Kaiserreich China sogar dazu gedient haben, Schwerstverbrecher hinzurichten.

Im Labor wurden Ratten dauerhaft am Schlafen gehindert, was dazu führte, dass die armen Tiere nach 28 Tagen verstarben.

Es gibt auch psychologische Experimente, in denen die Probanden daran gehindert wurden, zu schlafen. Nach einiger Zeit entwickelten sie psychische Störungen, die alle nach einer ordentlichen Mütze voll Schlaf wieder verschwanden.

Bei Eltern scheint das komischerweise anders zu sein. Abgesehen von der üblichen Stilldemenz überstehen die meisten Menschen die Elternschaft doch bei weitestgehender psychischer Gesundheit. Wahrscheinlich die Hormone. Eltern sind ja sogar dazu in der Lage, ihr Baby selbst dann noch süß zu finden, wenn es sie mitten in der Nacht schreiend aufweckt, weil die Windel übergelaufen ist und es von oben bis unten voll Kacke geschmiert ist oder weil es trinken will und es ihnen dann beim Bäuerchen den halben Mageninhalt auf den Schlafanzug kotzt. Aber zählt das eigentlich noch zu psychischer Gesundheit? Im normalen Leben sind uns die Leute, die schreiende, kotzende und kackende Menschen süß finden, doch eher suspekt. Eltern hingegen sind uns suspekt, wenn das bei ihnen nicht der Fall ist. Was denkt man von einer Mutter, die sagt: »Mein Baby ist voll eklig. Es schreit, frisst, kackt und kotzt den ganzen Tag«? Das wäre schon irgendwie komisch. Wieso aber eigentlich? Vielleicht weil man bei Eltern per se von einem gewissen Maß an psychischer Beeinträchtigung ausgeht. Eltern, die sich sozusagen normalweltlich gesehen gesund verhalten, gelten in der Babywelt als verrückt und umgekehrt. Oder sind Menschen, die am Wickeltisch stehen, Kacke abputzen und dabei im Chor »Alle meine Entchen« singen, normal? Ist es normal, den ganzen Tag in Babysprache zu brabbeln?

Oder ist es möglich, psychisch gesund zu sein und gleichzeitig einen PEKIP-Kurs zu besuchen? Ist es normal, erfundene oder lautmalerische Wörter wie »wuffwuff« und »brummbrumm« in den Wortschatz aufzunehmen? Irgendwie nicht. Eltern scheinen schwachsinnig zu sein. Das muss am Schlafmangel liegen.

Fallbeispiel

Ein junges Paar erzählt uns, dass sie immer enormen Wert darauf gelegt hätten, dass ihr Kind nachts nicht ins Elternschlafzimmer kommt. Ihr Sohn hat vom ersten Tag an im eigenen Zimmer geschlafen. Dort haben sie ihn auch daran gewöhnt, dass er nicht ständig auf den Arm will, und haben es vermieden, ihn zu tragen. Das ging auch lange gut. Und zwar so lange, bis er sich selbst aus seinem Bett befreien konnte. Dann ist er nämlich rausgeklettert und zu den Eltern gegangen. Da diese ihn partout nicht im Bett haben wollten, haben sie eine Matratze ins Wohnzimmer gelegt und abwechselnd die zweite Hälfte der Nacht mit ihrem Sohn gemeinsam dort geschlafen.
Nur schade für den Kleinen, dass es so lange gedauert hat, bis er klettern gelernt hat.

Alles ist relativ

Alles ist relativ. Das hat der herausragende Physiker Albert Einstein festgestellt. Natürlich hat er dabei nicht in erster Linie an unsere alltäglichen Sorgen und Nöte gedacht und dennoch ist die Relativitätstheorie auch in ihrer Alltagstauglichkeit genial. Denken Sie an das berühmte Beispiel von den zwei Minuten. Was sind schon zwei Minuten auf dem Schoß unseres Liebsten? Nix, im Vergleich zu zwei Minuten auf einer heißen Herdplatte. Das wird jeder einsehen.

Angewandt auf unseren Alltag erleichtert uns die Relativitätstheorie das Leben ungemein. Bekanntlich ist ja alles nur so schlimm, wie es vom Betrachter wahrgenommen wird. Man rücke seine alltäglichen Wehwehchen also ins rechte Licht und schon ist alles nur noch halb so schlimm. Das kennt man ja. Man hatte gerade einen kleinen Auffahrunfall. Niemand wurde verletzt, aber das nigelnagelneue Auto hat ein paar ordentliche Dellen abbekommen. Und keine Vollkasko. Wir sind am Boden zerstört. Und was bekommen wir von unseren Freunden zu hören? »Ach, sei froh, es hätte sooo viel schlimmer kommen können!« Das ist angewandte Physik. Ehrlich gesagt, in solchen Momenten scheiße ich auf Physik. Und dennoch. Schauen wir uns doch mal die Babyzeit unserer Sprösslinge im Lichte der Relativitätstheorie an. Ein Baby hat man nur ein Jahr, dann ist es schon ein Kleinkind. Was ist ein Jahr? Ein Jahr ist lächerlich, ein Jahr ist gar nix. Erinnern Sie sich noch, als Sie erfahren haben, dass Sie schwanger sind? Und upps, schon hat der Zwerg das Licht der Welt erblickt. So schnell gehen neun Monate rum. Da fehlt auch nicht mehr viel, bis ein Jahr rum ist. Gut, nach einem Jahr kann man vielleicht noch nicht so ganz behaupten, dass sie aus dem Gröbsten raus sind, und Durchschlafen kann auch noch ein bisschen dauern, aber dennoch, nach einem Jahr wird es schon einfacher.

Also warum genießen wir nicht einfach die kurze Babyzeit, die wir mit unseren Kleinen haben? Es wird mit der Zeit immer einfacher und irgendwann mal schlafen alle durch. Außerdem: Babys sind trotz allem einfach herrlich.

Sagen wir mal, in den ersten drei bis vier Jahren müssen wir damit rechnen, dass die Kleinen uns nachts immer mal wieder einen Besuch abstatten. Wobei ich bei meiner Recherche für dieses Buch leider feststellen musste, dass das noch viel länger so gehen kann. Dass Kinder mit zehn oder elf Jahren noch nachts zu den Eltern ins Bett kriechen, ist gar nicht so selten, wie man meinen sollte. Aber seien wir nicht ganz so fatalistisch und gehen wir erst mal von etwa drei Jahren aus. Damit liegen wir, glaube ich, ganz gut im Durchschnitt. Ein »Nichtphysiker« würde, wenn er diese Information in den ersten Wochen nach der Geburt des ersten Babys bekommt, sicher entsetzt sein. Er würde denken: »Was??? Drei Jahre nicht durchschlafen? Wie komme ich aus der Nummer wieder raus!« Wenn man ihm dann noch verrät, dass es eigentlich mit dem Schlafen jetzt erstmal ganz aus ist, würde er sich sicher einen Strick nehmen. Wären da nicht die Hormone.

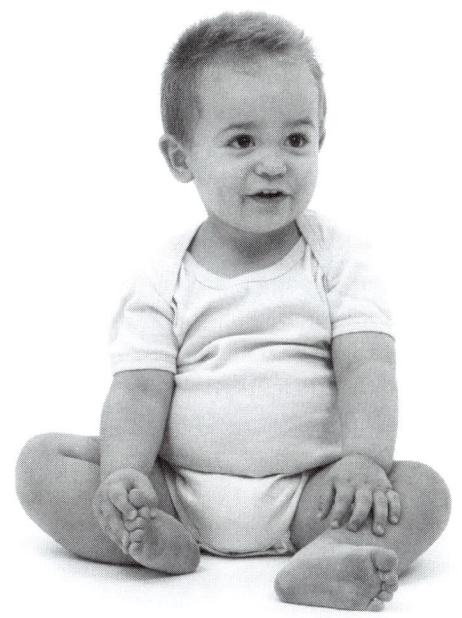

Aber man muss ja ehrlich sein: Nach den drei Jahren kommen noch genug andere nächtliche Zwischenfälle und spätestens wenn Junior seinen Führerschein hat, lauscht man die ganze Nacht, wo der Kleine denn bleibt. Außerdem, vielleicht kommt ja noch ein zweites Kind dazu … Also Schlafen ade. Um jetzt nicht zu verzweifeln, würde ich empfehlen, es doch noch mal mit der Physik zu versuchen. Wir können also ein paar Nächte nicht schlafen. Na und. Viel schlimmer wäre es doch, wenn wir so übernächtigt aussehen würden, obwohl wir geschlafen haben.

Und mal ehrlich. Mein Kind kann vielleicht nicht immer alleine von einer Schlafphase in die nächste wechseln, dafür hat es aber das schönste Lächeln, das ich je gesehen habe. Es riecht so gut, es ist so zart und weich und irgendwie einfach wundervoll. Ich darf jetzt jeden Tag mit ihm zusammen sein. Und ich kann nicht genug von ihm bekommen. Wie gut, dass ich unsere wertvolle gemeinsame Zeit nicht mit Schlafen verschwenden muss. Wem das nicht hilft, der muss sich halt klar machen, dass es immer noch viel schlimmer hätte kommen können. Was wäre, wenn Sie Zwillinge hätten? Das hilft natürlich nur, wenn Sie nicht wirklich Zwillinge haben. Dann tut es mir leid. Dann weiß ich auch nicht weiter. Vielleicht stellen Sie sich dann einfach Drillinge vor? Oder was auch immer … Na ja, und schließlich hilft es auch zu wissen, dass alles mal zu Ende geht und im Nachhinein gesehen doch nicht so schlimm war. Stellen Sie sich mal vor, Ihr süßes Baby wird mal ein Teenager, der bloß nichts mit Ihnen zu tun haben will, weil Eltern per se megapeinlich sind. Meinen Sie nicht, dass Sie dann das Baby vermissen, das sich nachts in Ihren Arm gekuschelt hat?

Ich muss sagen, dass ich auch noch nie davon gehört habe, dass ein Teenager seine Eltern braucht, um nachts von einer Schlafphase in die nächste zu wechseln. Scheinbar lernen das alle Kinder irgendwann mal. Offensichtlich sogar ohne Schlaftraining.

Als unser Sohn gerade mal einen Monat alt ist, sind wir auf einer Geburtstagsparty eingeladen. Dort treffen wir Freunde, deren Kind bereits vier Jahre alt ist. Als sie sehen, dass wir unseren Kleinen durch die Gegend tragen, damit er einschläft, erzählen sie uns, dass sie das auch so gemacht haben. Sie würden das aber keinem empfehlen. Wenn er sich erst mal daran gewöhne, könnten wir mit ihm noch bis er zwei ist nachts auf dem Petziball hocken. Und zwar Nächte lang, bis wir vor Erschöpfung halb vom Ball fallen. Wir würden sogar Techniken entwickeln, auf dem Petziball zu schlafen und gleichzeitig weiterzuwippen. Na ja, das ist doch wohl etwas übertrieben, denke ich mir. Zwei Jahre lang soll das so weitergehen? Kein Mensch kann so was durchstehen! Das glaube ich nicht!
Nachdem unser Sohn seinen ersten Geburtstag allerdings inzwischen längst hinter sich hat und noch immer nicht durchschläft, denke ich oft an das, was uns unsere Freunde damals gesagt haben, zurück. Nur denke ich im Gegensatz zu damals: Na gut, das wird bald ein Ende haben. Mit zwei wird es besser. Die paar Monate kriegen wir auch noch rum. Da sieht man's mal wieder. Alles ist eben relativ.

Jetzt wird geschlafen! Basta!

Wenn man ein Kind hat, das nicht durchschläft und schlimmstenfalls noch nicht mal alleine einschläft, steht man erzieherisch gesehen sozusagen auf der Verliererseite. Man fühlt sich, als hätte man erzieherisch versagt. Jedes Kind kann schlafen lernen, heißt es. Das impliziert ja quasi, dass die Eltern, deren Kinder nicht schlafen können, etwas falsch machen. Aber ist Schlafen eigentlich Erziehungssache? Schlafen ist doch irgendwie spontan, unwillkürlich. Wie kann ich jemanden dazu erziehen, etwas zu tun, auf das er keinen Einfluss hat? Also wenn man Glück hat, kann man ja sein Kind dazu erziehen, nicht den Mülleimer auszuräumen. Das macht es ja extra, irgendwie bewusst, auch wenn man sich fragt, warum. Also könnte es auch genauso gut extra damit aufhören. Oder man kann dem Kind theoretisch gesehen beibringen, sein Zimmer aufzuräumen (nur theoretisch natürlich). Aber wie bringe ich jemandem Schlafen bei? Oder Verdauen oder den Herzschlag? Das könnte schwer werden.

Also stellen Sie sich mal vor, plötzlich steht jemand vor Ihrer Tür und bietet Ihnen eine Millionen Euro, wenn Sie innerhalb der nächsten fünf Minuten einschlafen. Können Sie das? Ok, ich gebe zu, das Beispiel ist schlecht gewählt, wenn Sie junge Eltern sind, können Sie das natürlich. Das liegt dann allerdings nicht daran, dass Eltern willkürlich einschlafen können, sondern vielmehr daran, dass Eltern sich willkürlich am Schlafen hindern. Das geht nämlich. Man kann jemanden am Schlafen hindern, aber man kann niemanden zum Einschlafen zwingen. Das geht nicht.

Wenn man wach im Bett liegt und nicht einschlafen kann, hilft es nichts, wenn jemand kommt und sagt: »Jetzt wird aber geschlafen, sonst gibt's Ärger!« Auch wenn man noch so gerne einschlafen würde, man kann es nicht extra machen. Man kann versuchen, sich zu entspannen, das geht. Aber Einschlafen passiert einfach. Also was erzieht man dann beim Einschlafen? Gut. Man kann die Umgebung und die Situation so gestalten, dass Einschlafen wahrscheinlicher wird. Zum Beispiel ist es bestimmt sinnvoll, das Kind immer um die gleiche Zeit schlafen zu legen. Daran kann es sich gewöhnen. Das kennt man ja von sich selbst. Wenn man am nächsten Tag besonders früh raus muss und deshalb gerne zwei Stunden früher schlafen würde als normal, klappt das meistens nicht. Es ist sicher auch sinnvoll, eine gewisse Routine einzuführen. Das machen Erwachsene ja in der Regel auch so. Erst wird der Acht-Uhr-Krimi angeschaut oder ein Buch gelesen, dazu vielleicht ein Glas Rotwein getrunken und dann ab ins Bett.

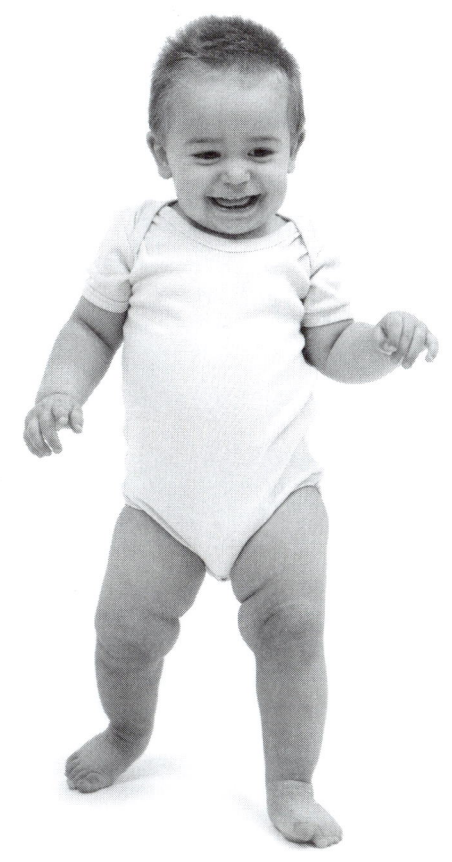

Bei Kindern ist weder der Krimi noch der Rotwein empfehlenswert, aber es gibt da ja andere Dinge. Man kann noch vermeiden, das Kind abends aufzudrehen, vielleicht das Licht dämmen. Aber das war's dann auch schon. Na gut, dann sollte man abends vielleicht nicht unbedingt bohren, hämmern oder den Presslufthammer benutzen, keine Musik in Discolautstärke hören ... und andere selbsterklärende Dinge vermeiden. Aber sonst? Wenn mein Kind dann immer noch nicht schläft? Was kann ich da noch machen? Wenn ich zum Beispiel eines der vielen Schlaf-Lern-Programme anwende, was bringe ich meinem Kind eigentlich damit bei? Das funktioniert ja bekanntermaßen immer mehr oder weniger nach dem gleichen Prinzip: Das Kind muss wach ins Bett und dort alleine einschlafen. Auch wenn es schreit und weint, darf man es nicht rausnehmen, und irgendwann schläft es. Was hat das Kind jetzt aber gelernt? Schlafen? Ganz bestimmt nicht. Es hat gelernt: »Und wenn ich mich auf den Kopf stelle, ich komme hier nicht raus.« Vielleicht hat es noch gelernt, dass es ewig dauert, bis jemand kommt, wenn es schreit. Dann hat es noch gelernt zu resignieren. Eingeschlafen ist es aber aus Erschöpfung. Schlaue Kinder lernen dann nach ein paar Tagen, dass sie nachts keine Chance haben und geben Ruhe. Brav.

Fallbeispiel

Im Radio höre ich eine Sendung zum Thema: »Deutschland – ein geburtenschwaches Land«. Zu der Frage, warum die Deutschen so wenige Kinder bekommen, hat die Zeitschrift »Eltern« eine Umfrage gestartet. Angeblich liege das auch an dem Verhalten der Eltern. Diese sähen immer so gestresst aus. Das würde potenzielle Eltern vom Kinderkriegen abhalten. Eine Mutter soll daraufhin in einem Lesebrief vorgeschlagen haben, sich ein T-Shirt mit der Aufschrift »Mutter sein ist gar nicht so schlimm, wie ich aussehe« drucken zu lassen. Wenn's hilft.

Dr. Frankenstein

In einer Zeit, als unser Sohn gefühlte hundert Mal in der Nacht aufwachte, entschieden wir uns dazu, einen Arzt zu konsultieren. Das kann doch nicht normal sein. Was weckt ihn denn dauernd auf? Wir vermuteten Blähungen. Er drehte sich hin und her und hin und her und pupste dabei, bis er schließlich wach war. Also, nicht ganz unlogisch, schlussfolgerten wir, dass seine Verdauung ihn am Schlafen hindert.

Es stand eh mal wieder eine U-irgendwas ins Haus, da dachten wir, können wir doch auch gleich mal den Kinderarzt zurate ziehen. Gesagt, getan. Wir schilderten ihm also unser Problem. Er zog die Augenbrauen hoch und begann mit seiner Predigt. Wie wir ihn denn zum Schlafen brächten? »Ähm, stillen, tragen, im Arm wiegen«, war unsere Antwort. Daraufhin schmetterte uns ein lautes »FALSCH!« entgegen. »Was meinen Sie, wie oft am Tag ich solche Gespräche führe? Der hat keine Blähungen, der hat gar nichts, der kann nur nicht alleine einschlafen und in der Folge auch nicht durchschlafen«, bekamen wir zu hören. Die berühmte Schlafphasen-Theorie also wieder. Davon hatten wir damals auch schon gehört. »Ihr müsst ihn ins Bett legen und nicht rausnehmen, bis er schläft.« Etwas verängstigt erklärte ich ihm, dass wir das schon versucht hätten, unser Sohn aber Amok gelaufen sei. Er hat sich im Bett hin und her geschmissen, geschrien und sich den Kopf angestoßen. Das aber sei alles egal, lernten wir an diesem Tag. Da müsse man hart bleiben. Wenn man dann abbreche, hätte man lieber gar nicht erst angefangen. Die Kinder ließen sich da noch die dollsten Dinger einfallen. Manche schrien sogar so sehr, dass sie erbrechen oder Atemnot bekämen. Aber das sei normal. Da müsse man durch.

Da lernen sie ja schließlich auch was fürs Leben. Wir täten ihm auch keinen Gefallen, wenn wir ihn mit allem durchkommen ließen. Außerdem hätten wir ihn dann noch bis er drei oder vier sei im Bett. Ob wir das wollten? Wenn wir das wollten, könnten wir ruhig so weitermachen. Aber gut sei das nicht. Aha.

Etwas irritiert verließen wir die Praxis. Mein Mann meinte, wir sollten das vielleicht doch mal ausprobieren. Bei Freunden von ihm habe das auch geklappt. Und schließlich habe es ja auch der Arzt gesagt … Hm. Kommt nicht in die Tüte, war meine Meinung dazu, und außerdem hätte mein Mann das in der Praxis auch keine zwei Minuten ausgehalten. Aber verunsichert waren wir doch. Wir haben versagt. Wir haben es nicht geschafft, unserem armen Sohn das Schlafen beizubringen. Was sollen wir jetzt machen? Die Methode, die unser Arzt vorgeschlagen hat, kam für uns nicht infrage. Mal ganz abgesehen von den praktischen Fragen kam uns das viel zu grausam vor. Was soll man denn machen, wenn das Kind vor lauter Schreien erbricht und man es trotzdem nicht rausnehmen darf? Soll es dann in der Kotze schlafen? Wenn es Atemnot bekommt oder sich den Schädel einhaut, soll ich dann hoffen, dass er nur schläft, wenn endlich Ruhe ist? Und was lernt er denn dabei fürs Leben? Und wieso tue ich ihm keinen Gefallen, wenn ich ihn rausnehme und ihn beruhige?

Komische Theorie. Als mein Mann seinem Bruder abends am Telefon von den Ratschlägen unseres Arztes berichtete, fragte dieser nur: »Wo wart ihr denn da? Wart ihr bei Dr. Frankenstein?«
Scheinbar schon.

Was ist denn da los?

Es gibt Foltergefängnisse in denen die Gefangenen am Schlafen gehindert werden. Die Folterknechte tun alles dafür, eine Umgebung zu schaffen, in der die Gefangenen möglichst nicht einschlafen können, und wenn sie dann doch mal schlafen dürfen, werden sie wieder geweckt. Durchschlafen ist also nicht erlaubt. Diese Foltermethode wird in vielen deutschen Kinderzimmern quasi ad absurdum geführt. Die Eltern tun alles dafür, dass ihre Kinder einschlafen und zwingen sie quasi zum Durchschlafen. Wohingegen in den Gefängnissen die Lichter an bleiben und die Lautstärke hochgedreht wird, werden die Kinderzimmer abgedunkelt und es wird geflüstert. Wo auf der einen Seite Weck-Terror herrscht, herrscht auf der anderen Seite Einschlaf-Terror.

Absurderweise haben die Gefangenen im Gegensatz zu den Kindern wenigstens die Chance, den Forderungen ihrer Folterknechte nachzukommen. Sie können bis zu einem gewissen Grad wach bleiben, absichtlich einschlafen wird da schon schwieriger. Die Kinder werden alleine in ihre Betten gesperrt und müssen so lange schreien, bis sie endlich schlafen. Wenn man in den Internetforen zum Thema Einschlaftraining recherchiert, stellt man schnell fest, dass diese Methode wirklich folterähnliche Ausmaße annehmen kann. Sowohl für die Eltern als auch für die Kinder. Da wird von Fütterstörungen, von Vertrauensverlust und von erhöhter Ängstlichkeit, aber auch von weinenden, am Boden zerstörten Eltern berichtet. Man findet die abstrusesten Tipps und Tricks, um diese Methode durchzustehen. Bei Atemnot soll man dem Kind einen kalten Waschlappen ins Gesicht halten, es aber auf keinen Fall aufnehmen. Wenn die Mütter es nicht aushalten, ihre Kinder schreien zu lassen, sollen sie sich in ein Zimmer einschließen lassen, Kopfhörer aufsetzen oder weggehen. Geschwisterkindern muss eingeimpft werden, dass sie auf keinen Fall dazwischengehen dürfen. In der ersten Nacht schreien die Babys dann häufig mehr als zwei Stunden am Stück, bis sie schließlich vor Erschöpfung einschlafen. Nach einem kurzen Erholungsschlaf geht das Geschrei dann weiter. In der zweiten Nacht schreien sie meistens schon weniger, und nach drei bis vier Nächten haben die meisten Babys traurigerweise aufgegeben. Wer das nicht durchhält und das ganze Programm abbricht, sei ein Verlierer. Dann hat das Kind gewonnen. Aber was hat es denn dann bitte schön gewonnen?

Ist das ein Wettkampf? Ist das David gegen Goliath? Wie kann es sein, dass es richtig ist, so extrem gegen seine Intuition zu handeln, dass man sich sogar einsperren muss, um dem Kind nicht zu Hilfe zu eilen, wenn man sich den Rest des Tages immer auf seine elterliche Intuition verlassen soll? Und ist es nicht Folter, wenn Gefangene daran gehindert werden, ihre elementaren Bedürfnisse zu befriedigen? Sind Nähe, Zuwendung und Sicherheit nicht die elementarsten psychischen Bedürfnisse von Babys? Ist es nicht verboten, Gefangene zu bedrohen und sie unerträglichen Ängsten auszusetzen? Welche Ängste muss aber ein Baby durchstehen, das seit Stunden erbärmlich schreit und dem niemand zur Hilfe kommt? Warum lassen Eltern sich so stark manipulieren, dass sie sich auf so was einlassen? Das ist echt komisch.

Man fragt sich, was denn da los ist? Den ganzen Tag rennt man vom Babyschwimmen zum PEKIP, nimmt nebenbei noch das Frühenglisch und den Musikkurs mit, kocht schnell den optimalen, nährstoffbedarfsgerechten Biobabybrei, fördert den Sprössling rundherum, macht Bonding und Rooming-in zur Vertrauensförderung und geht so gut wie irgend möglich auf seine Bedürfnisse ein, um dann am Abend alle Mühen sausen zu lassen. Jetzt geht die Sonne unter und es brechen andere Zeiten an. Nix mehr mit Nähe, Zuwendung und Bedürfnisorientierung, jetzt wird's ernst, jetzt kannst du ruhig schreien. Ist ja auch das Beste für die Lungen. Sind Eltern Werwölfe? Tags ganz zahm und nachts werden sie zu Zombies? Gut, dass Babys noch nicht sprechen können. Sonst würden sie noch fragen: »Mama, warum hast du so große Ohren und so einen großen Mund, so einen dicken Bauch und so einen großen Hintern?« Spätestens dann würden sich doch alle Eltern fürs Schreienlassen entscheiden.

Fallbeispiel

Zu dem Kursangebot der Familienbildungsstätte gehört es, dass bei den meisten Kursen auch ein Elternabend angeboten wird. Auf diesem soll ein Thema besprochen werden, das die Gruppe am meisten beschäftigt. Natürlich wurde bei unserem Elternabend das Thema Schlaf besprochen. Bis auf eine Mutter hatten alle große Probleme mit dem Schafverhalten ihrer Kinder. Fast alle Kinder schliefen im Elternbett. Keines schlief durch, und bei den meisten war auch das Einschlafen schwierig. Sogar die drei Kinder der Kursleiterin waren schlechte Schläfer! Was waren aber ihre Ratschläge? Auch sie hatte keine Alternative zu den gängigen Schlaflernprogrammen im Angebot. Sie stellte uns die aktuelle Schlaflernliteratur vor, alles waren abgewandelte Formen der Ferber-Methode, und meinte zur gleichen Zeit, dass sie aber eigentlich nicht zum Schreienlassen raten würde. Sie habe diese Methode bei ihrer ersten Tochter angewandt, würde es aber nicht noch mal machen. Und was kam bei dem Abend rum? Eigentlich nichts bis auf die Tatsache, dass wir nicht alleine sind.

TEIL 3

Mein Baby, das soziale Wesen

Was sagt die Wissenschaft?

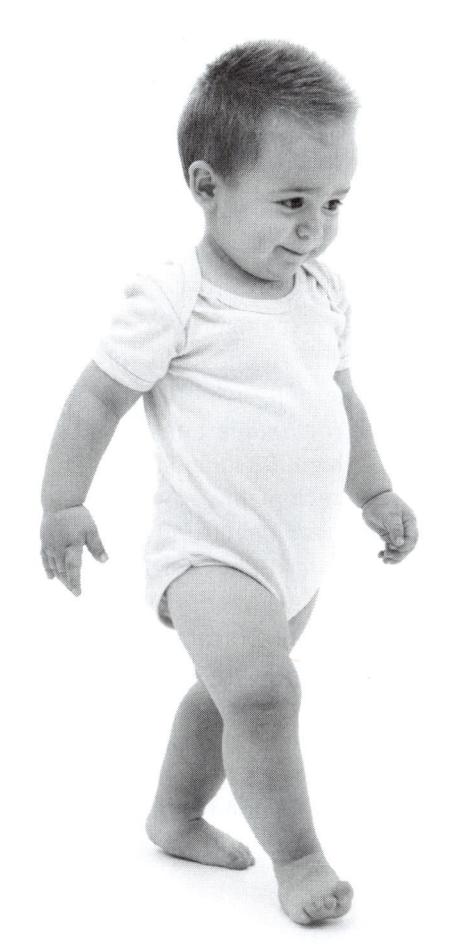

Seit wann machen Babys Feierabend?

In allen Babybüchern lese ich: »Schreienlassen ist nicht mehr angesagt. Dass Babys schreien müssen, um ihre Lungen zu trainieren, ist ein Märchen. Reagieren Sie prompt und unverzüglich auf die Bedürfnisse Ihres Kindes. Kinder schreien nicht, um ihre Eltern zu manipulieren, sie brauchen etwas, wenn sie schreien und sei es nur Ansprache. Kinder sind auf eine feinfühlige Bezugsperson angewiesen.« Gut. Scheinbar sind die Erkenntnisse der modernen Säuglingsforschung auch in der Ratgeberliteratur angekommen. Wie lässt es sich dann aber erklären, dass, teilweise sogar in dem gleichen Buch, empfohlen wird, die Kinder zum Einschlafen schreien zu lassen?

Schreienlassen sagt natürlich niemand. Da heißt es dann nur, das Baby solle wach in sein Bett gelegt werden und selbst in den Schlaf finden. Man darf zu ihm sprechen, es aber nicht rausnehmen. Was ist dann bitte schön mit den Babys, die das nicht schaffen und nicht aufhören zu weinen? Weiter heißt es, das Baby soll lernen, sich selbst zu regulieren. Wie reguliert man sich denn selbst? Wie reguliert man ein Baby? Ich kenne das eher von unserer Stereoanlage. Da kann ich die Lautstärke regulieren. Bei mir habe ich so was noch nicht gefunden. Bei meinem Baby auch nicht, leider. Scheinbar ist es sinnvoll und richtig den ganzen Tag feinfühlig auf die Bedürfnisse des Babys einzugehen, in der Nacht ist das aber falsch. Machen Babys Feierabend? Macht Bindung Feierabend? Wenn ja, würde ich 20:00 Uhr als Dienstschluss empfehlen. Dann kann man wenigstens in Ruhe die Nachrichten und den Tatort anschauen. Wenn man Zwillinge hat, kann man mit denen vielleicht Schichtdienst vereinbaren. Eins kann dann die Frühschicht und eins die Spätschicht übernehmen. Dann muss man sich nicht den ganzen Tag um zwei Babys kümmern. Allerdings ginge dann natürlich der Tatort flöten. Ehrlich gesagt hat mein Sohn allerdings noch nie Feierabend gemacht. Vielleicht sollte er mal der Gewerkschaft beitreten. Schließlich hat auch jedes Baby ein Recht auf Feierabend. Von früh bis spät müssen die armen Dinger spielen, essen, trinken und die Windel vollmachen. Irgendwann muss auch mal Schluss sein und dann könnte ich endlich auch mal Feierabend machen. Das wäre echt praktisch. Ist aber zugegebenermaßen Blödsinn. Die Bedürfnisse, die ein Kind am Tag hat, bestehen natürlich genauso in der Nacht fort. Ist doch logisch.

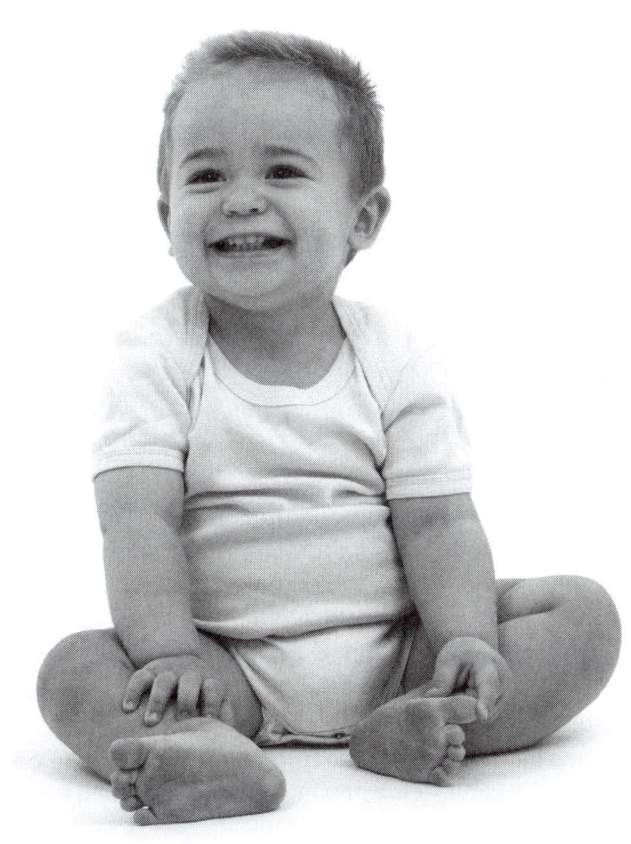

Artgerechte Babyhaltung

Als die amerikanische Anthropologin Margaret Mead in den 30er-Jahren durch die Südsee reiste, soll sie gefragt worden sein, ob es wahr sei, dass amerikanische Mütter ihre Babys nachts in Käfige einsperrten, heißt es in einem Internetartikel von Dr. Friederike M. Perl zum Thema Co-Sleeping (vgl. Pearl 2011). Ja, das tun sie, ehrlich gesagt. Aber nicht nur die amerikanischen, auch die europäischen Mütter praktizieren diese Form der Käfighaltung. Das ist eine Errungenschaft unserer Zivilisation. Die Gitterbettchen sind nicht nur in ihrer Funktion mit einem Käfig zu vergleichen, nein, auch in ihrer Optik. Natürlich klingt die Frage in unseren Ohren etwas absurd. Wer tut sein Baby schon in einen Käfig? Wenn man die Sache dann aber mit dem Blick des Außenstehenden betrachtet, liegt diese Assoziation doch wirklich nahe. Spinnen wir also die Idee mit dem Käfig mal weiter. Wenn man schon Käfighaltung betreibt, sollte diese dann nicht wenigstens möglichst artgerecht sein?

Was aber ist artgerechte Babyhaltung? Bei Hasen zum Beispiel heißt es immer, es wäre nicht artgerecht, sie einzeln zu halten, da sie soziale Wesen sind. Sind Menschen das nicht auch? Dann müsste man also mindestens zwei Babys halten oder eigentlich noch mehr, damit sich in dem kleinen Verband eine arttypische Sozialstruktur entwickeln kann. Aber wer macht das schon? Meistens liegt das Baby in Ermangelung weiterer Babys doch alleine in seinem Bett. Außerdem, so sagt man seit vielen Jahren, soll das ja auch das Beste für seine Entwicklung sein. Da wird es nicht so abhängig und verweichlicht. Aber kann das das Beste sein? Schauen Sie sich doch mal ein neugeborenes Baby an. Das ist definitiv nicht dafür gemacht, alleine in einer Höhle rumzuliegen. Es kann sich kaum bewegen, es hat kein Fell und ständig Hunger.

Menschenbabys sind nicht gerade optimal dafür ausgestattet, möglichst früh selbstständig zu sein. Bei Tieren ist das häufig anders. Ein Fohlen zum Beispiel kann schon kurz nach der Geburt laufen, es hat ein warmes Fell und funktionierende Sinnesorgane. Und trotzdem käme seine Mutter mit Sicherheit niemals auf die Idee, im Schlaf von seiner Seite zu weichen. Eigentlich sollte man meinen, dass jeder halbwegs vernunftbegabte Mensch selbst auf die Idee kommen müsste, dass es für Babys, einfach schon aus biologischer Sicht, eben nicht das Beste ist, alleine irgendwo rumzuliegen.

Ein alleine zurückgelassener Säugling schreit, weil er biologisch-evolutionär gesehen in Lebensgefahr ist. Auch wenn ihm das vielleicht in der ganzen Tragweite so nicht bewusst ist, hat er dennoch alleine Angst.

Und obwohl diese Einsicht eigentlich auf der Hand liegt, muss man lange suchen, bis man Stimmen findet, die etwas anderes propagieren als das Alleine-im-Bettchen-Schlafen. Komisch eigentlich. Diese anderen empfehlen dann das so genannte Co-Sleeping. Hört sich spektakulär an, ist aber nichts anderes als die gute, alte Methode »Besucherritze«. Soll heißen, das Kind schläft halt mit im Bett. Um zu so einer simplen Schlussfolgerung zu kommen, brauchte es allerdings jede Menge Wissenschaft. Die Wissenschaftler berufen sich dabei auf Erkenntnisse der modernen Säuglingsforschung, die besagen, dass Babys auf Nähe und Zuwendung angewiesen sind, und erforschen in diesem Sinne das Co-Sleeping. Sie stellten fest, dass der Organismus des Babys auf Dauerkontakt zu einer Bezugsperson ausgerichtet ist. Aber auch für die Milchbildung der Mutter ist ein ständiger Kontakt zum Kind förderlich. Um die gesamten Körperfunktionen des Kindes optimal aufrechtzuerhalten, sei das Kind auf ständige Stimulation angewiesen. Also auf Körperkontakt auch und gerade nachts (vgl. Pearl 2011). Aus dieser Sicht ist das Separatschlafen natürlich Blödsinn.

Was aber an den Erkenntnissen der »Besucherritzenforschung« wirklich revolutionär ist, ist die Tatsache, dass sich durch das Co-Sleeping die Schlafrhythmen von Mutter und Kind angleichen. Es wurde festgestellt, dass »die Mutter ihre Schlafzyklen verkürzt, ihre Tiefschlafphasen rascher erreicht als früher und ebenfalls rascher aus diesen herauskommt, und zwar in fein abgestimmter Parallelität mit dem Kind. Bei gelungener Synchronisierung erreichen Mutter und Kind ihre tieferen und flacheren Schlafphasen nahezu gleichzeitig« (Pearl 2011). In Schlaflabors hat man Mütter mit ihren Kindern gemeinsam und getrennt von ihnen schlafen lassen. Dabei hat man festgestellt, dass die Mütter, wenn die Kinder bei ihnen im Bett schlafen, auf das nächtliche Unruhigwerden ihrer Kinder sofort reagieren, diese anlegen und sofort weiterschlafen. Sie erinnern sich zum Teil morgens noch nicht mal mehr an das Stillen. Wenn die Mütter aber getrennt von ihren Kindern schlafen, wachen sie erst viel später auf und werden von dem weinenden Kind aus dem Schlaf gerissen. Mütter, die gemeinsam mit ihren Kindern im Bett schlafen, haben also den erholsameren Schlaf, obwohl sie sogar öfter aufwachen (bis zu zehn Mal) (vgl. Pearl 2011). Die Co-Sleeper sind also sozusagen Anti-Durchschläfer. Das Kind muss nämlich beim Co-Sleeping nicht mehr unbedingt durchschlafen, weil die Mutter, auch wenn das Kind nachts aufwacht, zu ihrem erholsamen Schlaf kommt.

Ich kann das übrigens aus eigener Erfahrung bestätigen. Seitdem unser Kleiner bei uns im Bett einquartiert ist, bin ich morgens manchmal sogar fit und ausgeschlafen, obwohl er nachts immer noch öfters wach wird. Das heißt, der Kampf ums Durchschlafen geht eigentlich mit dem eigenen Bett erst richtig los. Die Co-Sleeper gehen übrigens davon aus, dass das Kind aufgrund von Reifungsprozessen sowieso irgendwann von selbst durchschlafen wird. Da bin ich mal gespannt. Wehe, wenn nicht. Wen kann ich dann verklagen, wenn mein Sohn mit achtzehn immer noch nachts alle zwei Stunden an meiner Brust nuckelt? Keine Ahnung, aber auf jeden Fall praktizieren wir seit Neuestem artgerechte Babyhaltung im Familienbett. Mal sehen, wohin das führt ...

Plötzlicher Kindstod

Um sein Kind vor dem plötzlichen Kindstod zu schützen, sollte man einige Dinge unbedingt beachten:

- Die Umgebung sollte rauchfrei sein.
- Die Schlafzimmertemperatur sollte zwischen 16 und 18 Grad liegen.
- Die Matratze sollte fest und luftdurchlässig sein.
- Das Kind sollte im Schlafsack und ohne Mütze, Decken, Felle usw. schlafen.
- Man sollte mindestens in den ersten 6 Lebensmonaten stillen.

Zudem wird empfohlen, Kinder im ersten Lebensjahr nicht im eigenen Zimmer, sondern mit den Eltern in einem Raum schlafen zu lassen. Über das gemeinsame Schlafen von Eltern und Kindern in einem Bett gehen die Meinungen allerdings auseinander. Dagegen spricht die Gefahr, dass Eltern ihr Kind erdrücken könnten und dass Decken oder Kissen auf dem Kind landen könnten. Dafür spricht die Tatsache, dass der Atemrhythmus der Eltern das Kind im Falle eines Atemstillstandes zum Weiteratmen animiert. Außerdem ist der Kontakt zwischen Kindern und Eltern durch das gemeinsame Schlafen so eng, dass die Eltern schnell auf eventuelle Probleme, die das Kind in der Nacht bekommen könnte, reagieren können. Wer sein Kind mit ins Bett nimmt darf das niemals unter dem Einfluss von Drogen, Alkohol oder Medikamenten tun. Wasserbetten sind als Familienbetten nicht geeignet, da die Kinder zu tief in die weiche Matratze einsinken und Atemnot bekommen können. Auch wenn sehr viele Argumente für ein gemeinsames Schlafen von Eltern und Kindern sprechen, sollte man seine Augen nicht davor verschließen, dass die Meinungen darüber aus medizinischer Sicht durchaus geteilt sind.

Claudias Tochter ist 11 Monate alt. Sie berichtet Folgendes:
»Meine Tochter wacht pro Nacht 3- bis 8-mal auf (so genau kann ich das gar nicht sagen, ich werde dabei nicht richtig wach), trinkt kurz und schläft dann weiter.

Mein Baby schläft da, wo ein Baby meiner Meinung nach nachts hingehört: an meiner Seite, in meinem Bett.

Ich selber schlafe oben ohne, so dass ich nicht lang an Klamotten rumfummeln muss, wenn ich stille.

So ist mein Nachtschlaf wunderbar, erquickend und absolut ausreichend, ich bin tagsüber fit und diese Müdigkeit, vor der man als frische Mama immer gewarnt wird, kenn ich nicht.

Klar, müsste ich jede Nacht 3- bis 8-mal aufstehen, in ein anderes Zimmer gehen, mein Baby aus seinem Bett heben, stillen und wieder zurücklaufen, wäre ich auch müde. Todmüde vermutlich.

Mein Baby ist ein ausgeglichenes, liebes, ruhiges, fröhliches Kind. Sie kann sich wunderbar mit sich selbst beschäftigen, ist gesund und munter, aufgeschlossen und einfach großartig.

Ich bin sicher, das liegt unter anderem daran, dass sie bei uns im Bett schläft und noch nie in ihrem Leben angsterfüllt in einem dunklen Raum alleine aufgewacht ist und noch nie das Gefühl haben musste: ›Niemand hilft mir, egal wie laut und verzweifelt ich weine‹.«

Social Brain

Warum tun wir, was wir tun? Warum begehren wir etwas? Und was motiviert uns? Eine Antwort darauf hat die Neurobiologie in den Motivationszentren unserer Gehirne gefunden. Das sind, ganz vereinfacht gesagt, Zentren, in denen unter bestimmten Bedingungen Botenstoffe freigesetzt werden, die uns glücklich und zufrieden machen und uns berauschen. Die Motivationszentren sind sozusagen körpereigene Drogenanbaugebiete. Die Drogen, nach denen wir alle süchtig sind, heißen Dopamin, Oxytozin und endogene Opioide. Jetzt ist es aber so, dass wir die Ausschüttung dieser Botenstoffe nicht willentlich beeinflussen können. Wir können nicht sagen: »Ach, ich bin heute so schlecht drauf, ich gönne mir mal eine extra Dosis Dopamin.« Das ist nicht möglich. Was aber möglich ist, ist immer wieder Situationen herbeizuführen, in denen unser Gehirn die jeweiligen Botenstoffe freisetzt. Und das tun wir und zwar nicht nur gelegentlich, sondern dauernd. Alles, was uns überhaupt zum Handeln motiviert, ist die Aussicht auf mehr körpereigene Drogen. Würde unser Hirn uns für unsere Handlungen nicht mit einer kleinen Dosis Rauschmittel belohnen, wären wir antriebslos und depressiv.

Nun hat sich die Forschung aber gefragt, was eigentlich das Ziel unserer Handlungen ist. Zu was will unser Hirn uns bringen, indem es uns mit Rauschdrogen dressiert. Und die Antwort ist überraschend: »Das natürliche Ziel der Motivationssysteme sind soziale Gemeinschaft und gelingende Beziehungen mit anderen Individuen [...]. Für den Menschen bedeutet dies: Kern aller Motivation ist es, zwischenmenschliche Anerkennung, Wertschätzung, Zuwendung oder Zuneigung zu finden und zu geben. Wir sind – aus neurobiologischer Sicht – auf soziale Resonanz und Kooperation angelegte Wesen« (Bauer 2006;

S. 34). Unser Gehirn verfolgt also soziale Ziele. Die Aussicht auf soziale Anerkennung und Zuwendung aktiviert unsere Motivationssysteme mehr als alles andere. Wohingegen die Motivationssysteme abschalten, »wenn keine Chance auf soziale Zuwendung besteht [...]. Über längere Zeit vorenthaltener sozialer Kontakt hat den biologischen Kollaps der Motivationssysteme des Gehirns zur Folge« (Bauer 2006, S. 35–36). Und führt somit zu Apathie und zum Zusammenbruch jeglicher Motivation. Wenn unser Handeln, das auf sozialen Kontakt ausgerichtet ist, also erfolglos ist und wir den gewünschten sozialen Kontakt nicht herbeiführen können, verlieren wir unsere Motivation, werden antriebslos, depressiv und apathisch.

Wie mag es da einem Baby gehen, auf dessen Schreien niemand reagiert? »Im Gegensatz zu Erwachsenen, bei denen diese Zusammenhänge kaum noch wahrgenommen werden, ist die Abhängigkeit der Motivation von Bezugspersonen bei Kindern und Jugendlichen noch relativ unverstellt und daher leichter zu erkennen« (Bauer 2006, S. 37). Aber nicht nur Kinder sind hoch motiviert mit ihren Eltern sozial zu interagieren, auch Eltern haben eine enorme Motivation, sich um ihren Nachwuchs zu kümmern. In einem Versuch wurde Müttern das Weinen ihrer Babys vorgespielt, während die Aktivität ihrer Hirnareale überwacht wurde. Sowohl ihr Motivationszentrum als auch die umliegenden Areale für Emotionen und für Bewegungs- und Handlungssteuerung reagierten massiv (vgl. Bauer 2006, S. 40). Sie hatten also eine so starke Motivation auf ihre Kinder zu reagieren, wie Heroinsüchtige eine starke Motivation haben, sich ihre Droge zu beschaffen. So lässt es sich auch erklären, warum es vielen Eltern so schwer fällt, ihre Kinder schreien zu lassen. Wir sind also süchtig nach unseren Kindern oder, wie Bauer es formuliert: »Weil wir auf Bindung geeicht sind, sind wir bereit, für solche Menschen alles zu tun, ja, uns für sie aufzuopfern. Zunehmend wird deutlich: Die stärkste und beste Droge für den Menschen ist der andere Mensch« (Bauer 2006, S. 52).

Von Mäusen und Menschen

Es war einmal eine kleine, selbstlose Maus. So klein und niedlich sie auch war, dem Menschen war sie ein Ärgernis. Sie stahl ihm ein paar Körner und etwas Käse und schon wurde sie zu seinem größten Feind. Sosehr der Mensch sie auch verachtete und verfolgte, er wurde sie nicht los. Langsam aber sicher begann ihr Siegeszug und sie triumphierte über alle ihre Verfolger. Sie zog ein in die modernen Forschungslabors und was immer sie auch tat, galt als Maßstab für den Menschen. Vertrug sie ein Medikament, bekam es auch der Mensch. Löste sie eine Aufgabe, dachte man auch zu wissen, wie der Mensch Aufgaben löst.

Nun wollte die kleine Maus dem großen Menschen eine Lektion erteilen. Sie wollte ihm zeigen, wie wichtig Mütter für ihre Kinder sind. Sie konnte nämlich ganz und gar nicht verstehen, dass sich manche Mütter nicht um ihre Kinder kümmern wollten. Drum beschloss sie, sich mal der Hirnforschung an der Universität in Rom zu widmen. Was sie den Wissenschaftlern dort zeigte, war enorm. Sobald sie sich von ihrem Nest entfernte, begannen ihre Jungen erbärmlich zu fiepen. Die Wissenschaftler versuchten, die Mäuse mit einer Mini-Menge von Opiaten zu beruhigen. Weniger als nötig gewesen wäre, ihre Schmerzen zu stillen oder sie schläfrig zu machen. Und siehe da! Die Mäuse beruhigten sich. Scheinbar hatte die Anwesenheit der guten Mäusemutter den gleichen Effekt wie eine Dosis Opiate und umgekehrt. Wir erinnern uns. Opioide sind körpereigene Drogen. Die Abwesenheit der Mutter war für die Mäuse also mit einem Drogenentzug zu vergleichen. Um das zu beweisen, veränderten die Forscher die Gene der Mäuseeizellen derart, dass die Rezeptoren für Opioide lahm gelegt wurden. Nun dürften die Mäuse nicht mehr süchtig nach Opiaten werden können. Und was geschah? Tatsächlich fiepten diese gentechnisch veränderten Mäuse bei der Abwesenheit ihrer Mutter nicht mehr. Sie erlebten keinen Entzug mehr.

Da hat uns die kleine Maus aber was gezeigt. Babys sind wirklich und im wahrsten Sinne des Wortes süchtig nach ihren Müttern. Sie hat uns aber auch noch etwas anderes gezeigt: Man kann das ändern! Der Gentechnik sei Dank! Eins steht schon mal fest. Mein nächstes Kind kommt aus der Retorte. Ob die kleine Maus das wollte? Schließlich war sie eine kleine, selbstlose Moralmaus ... Und wenn sie nicht im Dienste der Wissenschaft gestorben ist, dann lebt sie noch heute.

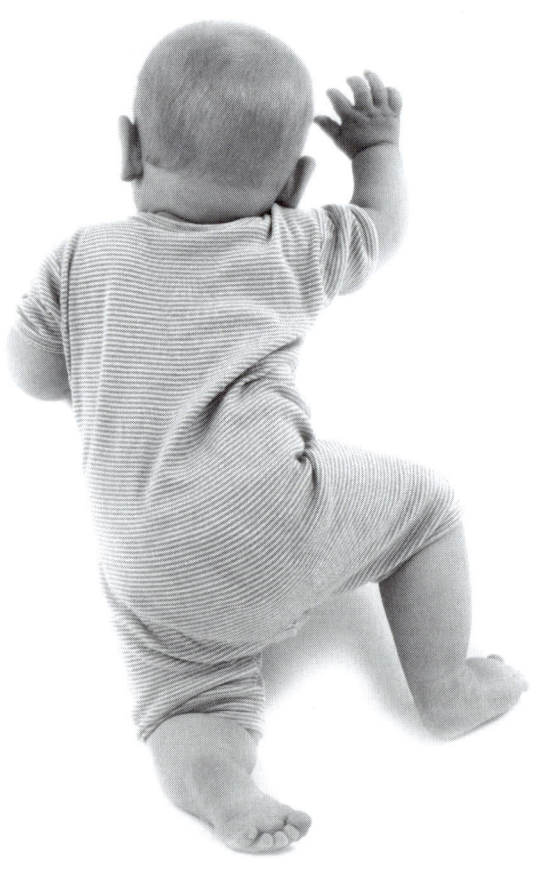

Wenn wir schon beim Experimentieren sind ...

Es war einmal ein schöner, reicher Mann mit seltsamen Ideen. Es war einmal Friedrich der Zweite von Hohenstaufen. Und der wollte es genau wissen. Was er da so genau wissen wollte, erscheint uns heute schon fast ein bisschen schwachsinnig, aber ich glaube er hat es ernst gemeint, oder er hatte einen sehr skurrilen Humor. Er wollte herausfinden, was die Ursprache des Menschen sei. Zu diesem Zweck nahm er ein paar Säuglinge, woher auch immer, und ließ sie von seinem Personal pflegen. Den Pflegerinnen war es verboten, sich den Säuglingen zuzuwenden und mit ihnen zu sprechen. Ansonsten war die Versorgung aber optimal. Quasi nach dem Satt-und-sauber-Prinzip, das heute gerne in Altenheimen angewandt wird. Er wollte herausfinden, in welcher Sprache die Kinder miteinander sprechen würden, wenn sie nicht von ihrer Umwelt beeinflusst würden. Dazu kam es allerdings nie, da die Kinder allesamt sehr früh verstarben. Sie starben an mangelnder Zuwendung. Das Experiment hat also nicht zeigen können, was die Ursprache des Menschen ist, wohl aber, was eines seiner elementaren Grundbedürfnisse ist, nämlich Nähe und Zuwendung.

Allerdings ist dieses Experiment nun wirklich lange her und eigentlich wollte der gute Friedrich ja auch nicht beweisen, dass der Mensch ein durch und durch soziales Wesen ist. Seit Erfindung der Ethik kann man solche Experimente auch nicht mehr wiederholen. Wenn man mal von den Altenheimen absieht. Da sterben die Patienten auch irgendwann, ob das an mangelnder Zuwendung liegt, ist aber eher fraglich.

Man kann allerdings auch auf neuere Beobachtungen in vorwiegend osteuropäischen Kinderheimen zurückgreifen. Dort wurde ein Syndrom beobachtet, das sich Hospitalismus nennt. Auch diese schwere psychische Störung lässt sich auf mangelnde Zuwendung in der frühen Kindheit zurückführen. Die Kinder wurden nur gepflegt, erhielten aber keine bzw. nur sehr wenig Ansprache und Zuwendung. Sie mussten immer in ihren Bettchen bleiben (und liefen so wenigstens keine Gefahr, später auf eine Einschlafhilfe angewiesen zu sein). Zunächst schrien und protestierten sie noch, dann verweigerten sie den Kontakt und wurden lethargisch. Ab dem 5. Lebensmonat entwickelten die Kinder irreversible Schädigungen mit Entwicklungsrückständen. Besonders einprägsam sind die damit verbundenen Bewegungsstereotypen wie Schaukeln und Kopfschütteln. Auch dieses Syndrom zeigt, wie wichtig das Erleben einer konstanten Beziehung zu einer Bezugsperson für die frühkindliche Entwicklung ist. Beziehungsstörungen können die mögliche Ursache für spätere neurotische und psychosomatische Störungen sein (vgl. Dilling; Reimer 1995, S. 211). Auch wenn das natürlich extreme Beispiele sind, zeigen sie dennoch, wie wichtig menschliche Nähe und Zuwendung für Kinder sind. Kein Wunder, dass sie nicht alleine sein wollen.

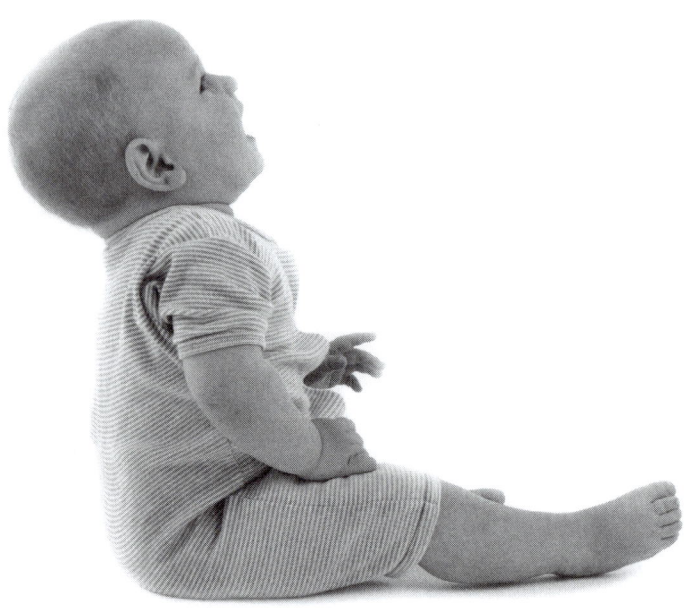

Selbstwirksamkeit

Das Konzept der Selbstwirksamkeit bezieht sich auf das Ausmaß, in dem ein Mensch glaubt, dass das Auftreten eines Ereignisses abhängig von seinem Verhalten ist. Wenn ein Mensch also glaubt, er könne die Situation, in der er sich befindet, selbst beeinflussen und Kontrolle ausüben, hat er eine hohe Selbstwirksamkeitserwartung. Im Laufe seines Lebens entwickelt der Mensch eine Vorstellung davon, ob er die Umwelt beeinflussen kann oder nicht. Wenn ein Mensch sich im Laufe seiner Entwicklung oft ohnmächtig gefühlt hat und keinen Einfluss auf seine Umwelt ausüben konnte, wird er eine geringe Selbstwirksamkeitserwartung haben, wenn er hingegen die Erfahrung gemacht hat, mit seinem Verhalten etwas zu bewirkten, wird er eine hohe Selbstwirksamkeitserwartung entwickeln. Eine hohe Selbstwirksamkeitserwartung führt dazu, dass man sich mehr zutraut und motivierter an Aufgaben herangeht, sowie zu einem geringeren Risiko an Depressionen oder Angststörungen zu erkranken.

Es ist also wichtig, dass Kinder die Erfahrung machen, mit ihrem Verhalten etwas bewirken zu können und auf ihre Umwelt Einfluss nehmen zu können. Wenn ein Kind die Rassel schwingt, macht diese ein Geräusch, wenn es schreit, kommen die Eltern ... Das sind erste Erfahrungen mit der Selbstwirksamkeit.

(vgl. Bandura 1997)

Das Gedächtnis unseres Körpers – Epigenetik

 Kinder vergessen, was sie in den ersten Lebensjahren erlebt haben, ihre Gene aber nicht! Der Neurobiologie ist es gelungen nachzuweisen, dass frühe Erfahrungen, die ein Mensch mit anderen Menschen macht, sich in sein biologisches Gedächtnis einschreiben und dort ein Leben lang wirken. Gute Gene reichen also nicht aus, damit der Mensch sich im Hinblick auf seine Beziehungs- und Kooperationsfähigkeit gesund entwickelt.

»Entscheidend für die Fähigkeit, genetisch bereitgestellte Systeme auch einzusetzen, ist, ob sie – vor allem in der Frühphase des Lebens – ›eingespielt‹ und benutzt werden konnten, und das heißt: ob Lebewesen in ihrer Umwelt gute Erfahrungen mit anderen Individuen machen konnten. Als Erwachsene können wir selbst daran mitwirken, dass Kooperation gelingt. Als Neugeborene, als Kinder und eine Zeit lang auch noch als Jugendliche sind wir jedoch darauf angewiesen, dass uns gute zwischenmenschliche Erfahrungen geschenkt werden« (Bauer 2006; S. 52–53).

Wenn in frühen Entwicklungsstufen gute Beziehungserfahrungen ausbleiben, wird die spätere Beziehungfähigkeit massiv beeinträchtigt, da auch in den Motivationssystemen biologische Spuren davon zurückbleiben.

»Die neurobiologische Orientierung des Menschen besteht vom ersten Lebenstag an. Mangelnde Zuwendung in der Frühphase der Entwicklung eines Menschen beschädigt die Motivationssysteme seines Körpers« (Bauer 2006; S. 54).

In Studien konnte festgestellt werden, dass Kinder, die in ihrem ersten Lebensjahr nicht von einer liebevollen Bezugsperson betreut wurden, auch später, selbst wenn sie nachher über mehrere Jahre hinweg bei einer liebevollen Bezugsperson lebten, schlechter auf Zuwendung ansprachen. Durch Zuwendung war es bei diesen Kindern nicht möglich einen annähernd gleichen Oxytozinanstieg herbeizuführen wie bei anderen Kindern, die von Geburt an liebevoll betreut wurden. Ihre Fähigkeit, durch soziale Kontakte Befriedigung zu erlangen, wurde also nachhaltig beeinträchtigt. Wahrscheinlich, wie Versuche mit Affen nahelegen, sprechen sie dafür besser auf Drogen an (vgl. Bauer 2006; S. 54–55).

Dauerhaft gestörte Beziehungen führen dazu, dass die beruhigenden Effekte, die von den Botenstoffen Oxytozin und den endogenen Opioiden auf die Angst- und Emotionszentren ausgehen, ausbleiben.

Beziehungskrisen und Verluste ziehen »[...] in der Regel eine zweiphasige seelische Reaktion nach sich: Kurzfristig setzt meist ein Gefühl von Schmerz und Erregung ein, das mit Angst, Panik, Trauer (oder Aggression) verbunden sein kann. Langfristig – das heißt, falls Beziehungsstörungen chronisch anhalten oder falls ein Verlust (noch) nicht verkraftet werden konnte – kann es zu verschiedenen Spielarten einer depressiven Störung kommen. Diese Reaktionsketten laufen unabhängig von unserer bewussten Kontrolle ab. Sie sind bereits bei Säuglingen zu beobachten.« (Bauer 2006; S. 63). Einen ähnlichen Verlauf kann man auch bei den Schlaflernprogrammen erkennen. Die Reaktionen sind erschreckend ähnlich. Zunächst schreien die Kinder noch und protestieren, dann geben sie auf, legen sich still hin und schlafen.

Es ist aber nicht nur so, dass mangelhafte frühe Beziehungserfahrungen zu momentanen Stressreaktionen in der jeweiligen Situation führen. Vielmehr, und das ist das Entscheidende, schreiben sich diese Erfahrungen in das neurobiologische Gedächtnis ein. Stressgene werden aktiviert und eine lebenslange Empfindlichkeit neurobiologischer Systeme ist die Folge. Es bleibt sozusagen ein biologischer Fingerabdruck zurück, der das Muster verändert, nach dem Gene in späterer Zeit auf Umweltreize reagieren. Besonders heftig sind die neurobiologischen Konsequenzen, »wenn eine Person die Störung oder den Ausfall einer tragenden Verbindung als einen Absturz in völlige Hilflosigkeit erlebt. [...] Besonders Säuglinge und Kleinkinder neigen in solchen

Fällen zu Panik und biologischem Stress, da sie von sozialer Unterstüt-zung weitaus abhängiger sind als Ältere« (Bauer 2006; S. 65). Auch im späteren Leben ist ihre Stessanfälligkeit dann erhöht.

Andersherum bedeutet das: Ein liebevoller Umgang mit dem Baby schützt es also auch noch bis ins Erwachsenenalter hinein vor Stress, Angststörungen und Depression. Das Gehirn lernt dabei, Genuss aus sozialen Kontakten und Gemeinschaft zu ziehen, was unter anderem auch eine aktive Suchtprävention bedeutet.

Andererseits prädestiniert ein liebloser, distanzierter Erziehungsstil die Kinder dafür, später stressanfälliger zu sein und an einer Angststö-rung oder einer Depression zu erkranken.

Aber, und auch das sollte einem wirklich zu denken geben, der Ver-lust von sozialer Unterstützung hinterlässt nicht nur neurobiologische Spuren, sondern führt sogar zu wirklich körperlich erlebten Schmerzen. In unseren Sprachgebrauch hat diese Tatsache schon lange Einzug ge-halten. So sagen wir zum Beispiel: »Das war ein schmerzhafter Verlust.« Jetzt ist die Neurobiologie aber auch in der Lage, dieses Empfinden wissenschaftlich zu belegen.

»Sozial ›konstruierte‹ Lebewesen wie der Mensch reagieren auf den Ausschluss aus der Gemeinschaft nahezu identisch wie auf körperli-chen Schmerz. Das Gehirn macht zwischen ›social pain‹ (sozialem Schmerz) und ›physical pain‹ (körperlichem Schmerz) kaum einen Un-terschied« (Bauer 2006; S. 78–79).

»Studien zeigen, dass das menschliche Gehirn soziale Isolation und den Verlust von Beziehungen ebenso als Schmerz bewertet wie physi-schen Schmerz« (Bauer 2006; S. 91).

Schlafen lernen tut also weh. Autsch!

Aus den Augen, aus dem Sinn

Aus den Augen, aus dem Sinn. Nach dieser Devise zu handeln wird treulosen Liebhabern oft vorgeworfen. Aber kann man ihnen das vorwerfen, oder haben sie vielleicht einfach nur einen Entwicklungsschritt in ihrer kognitiven Entwicklung verpasst? Das ist nämlich gar nicht so selbstverständlich, dass man weiß, dass die Dinge, die man nicht mehr sieht, dennoch weiterexistieren. Das ist eine erhebliche kognitive Leistung. Dazu muss man schon ein immenses Vorstellungsvermögen und auch ein gutes Gedächtnis haben. Und natürlich irgendwie ein Konzept von der Welt, die einen umgibt. All das müssen Babys erst lernen. Man nennt das Objektpermanenz.

Es gibt unterschiedliche Meinungen darüber, wann Babys das können. Piaget, der diesen Begriff geprägt hat, meinte, sie könnten das so um den 8. Lebensmonat herum. Heute vermutet man, dass sich zumindest erste Ideen davon, dass ein Gegenstand weiter existiert, auch wenn man ihn nicht mehr sieht, schon früher entwickeln. Man kann so was halt schlecht überprüfen. Babys kann man ja nicht fragen. Wenn ein Kind in der Lage ist, die Frage zu beantworten, ob es glaubt, dass seine Mutter weiter existiert, wenn sie den Raum verlässt, sollte es doch hoffentlich mit Ja antworten. Vorher kann man sich nur auf Indizien stützen. Beziehungsweise nachher eigentlich auch. Aber dann wird es philosophisch. Existiert Afrika, obwohl ich es noch nie gesehen habe oder existiert nur meine Vorstellung von der Existenz Afrikas? Gibt es überhaupt eine objektive weiter existierende Welt ohne die Vorstellungen und Wahrnehmungen der Menschen? Ist zum Beispiel ein Stift immer ein Stift, auch ohne meine Wahrnehmung? Nicht für den, der ihn nicht als Stift erkennt, oder? Scheinbar haben Babys eine sehr philosophische Haltung zur Welt.

Auf jeden Fall aber lieben Babys es, Dinge wegzuwerfen und sie dann wieder aufgehoben zu bekommen. Sie testen damit nicht nur die Schwerkraft, sondern versuchen auch, weitgreifende philosophische Fragestellungen zu beantworten. Gerade wollten sie das Bauklötzchen, das aus ihrem Blickfeld verschwunden war, schon abschreiben und dann, siehe da, es existiert doch noch. Ob das wohl noch mal klappt? Solche Versuche kann man nicht oft genug wiederholen. Genauso toll sind Guckguck-da-Spiele. Mama verschwindet und ist doch irgendwie noch da. Hände verschwinden, Füße verschwinden, Papas verschwinden ... Das kann man endlos lange spielen. Für Eltern tödlich langweilig, für kleine Kinder total spannend. Na ja, die Eltern sind ja auch, im Gegensatz zu den Babys, überzeugt davon, dass die Hände wieder auftauchen. Darum hält sich ihre Freude, wenn dem wirklich so ist, auch in Grenzen. Kinder hingegen freuen sich über so was. Wahrscheinlich, weil in dem Moment eine ihrer Hypothesen über die Welt bestätigt wird.

Auf jeden Fall scheint es so zu sein, dass die Vorstellung davon, dass Menschen und Gegenstände auch dann noch weiter existieren, wenn man sie nicht mehr sehen kann, sich erst im Laufe des ersten Lebensjahres entwickelt. Man kann auch nicht sagen, ab heute »kann« mein Kind Objektpermanenz. Diese Vorstellung entwickelt sich in einem Prozess. Deshalb ist es auch leidig zu fragen, ob das Kind das schon mit 4 Monaten oder erst mit 8 Monaten oder gar erst mit 12 Monaten kann. Sicher kann ein Kind mit 12 Monaten besser verstehen, dass eine Person, die in einem anderen Raum ist, weiter existiert, als ein Kind mit 4 Monaten. Auch wenn das 4 Monate alte Kind schon in der Lage ist, nach einem Gegenstand zu suchen, der vor seinen Augen unter einem Tuch versteckt wurde.

Was aber bedeutet das für unser Thema? Können Sie sich vorstellen, was das für ein kleines Baby heißt, das sich noch nicht so ganz sicher ist, ob die Eltern wirklich weiter existieren, wenn es sie nicht mehr sieht, wenn man es mehrere Minuten in einem Raum alleine schreien lässt? Und das nicht nur einmal, weil es ein Notfall war, sondern immer wieder systematisch, bis es aufgibt? Es muss ja denken, dass seine Eltern ganz und gar verschwunden sind.

Das würde heißen, dass es ganz alleine zurückgeblieben ist. Das wiederum würde Lebensgefahr bedeuten. Natürlich machen sich Babys diese Tatsache genauso wenig bewusst, wie sie sich die Frage bewusst machen, ob eine Person weiter existiert, wenn man sie nicht mehr sehen kann. Aber bestimmt haben sie Verlassensängste und bestimmt gibt es bessere Methoden in der Kindererziehung.

»Babybilanz:
Wir haben höhere Ausgaben
und kürzere Nächte,
aber dafür
3600 g mehr Glück.«

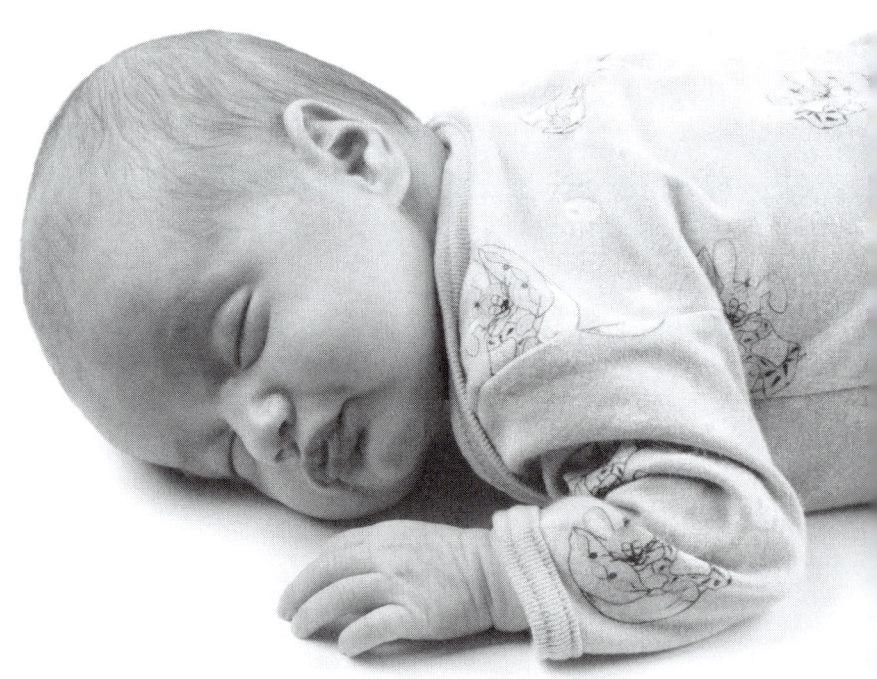

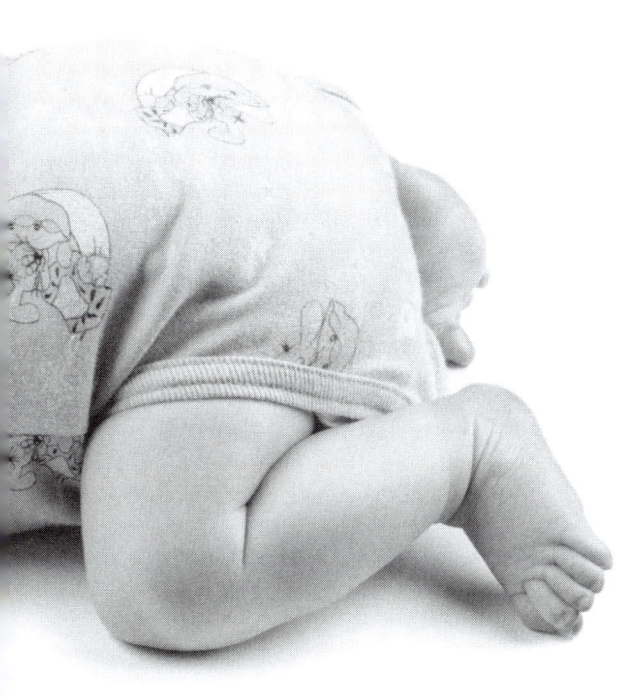

TEIL 4

Erziehung und Beziehung

Die Bindungstheorie

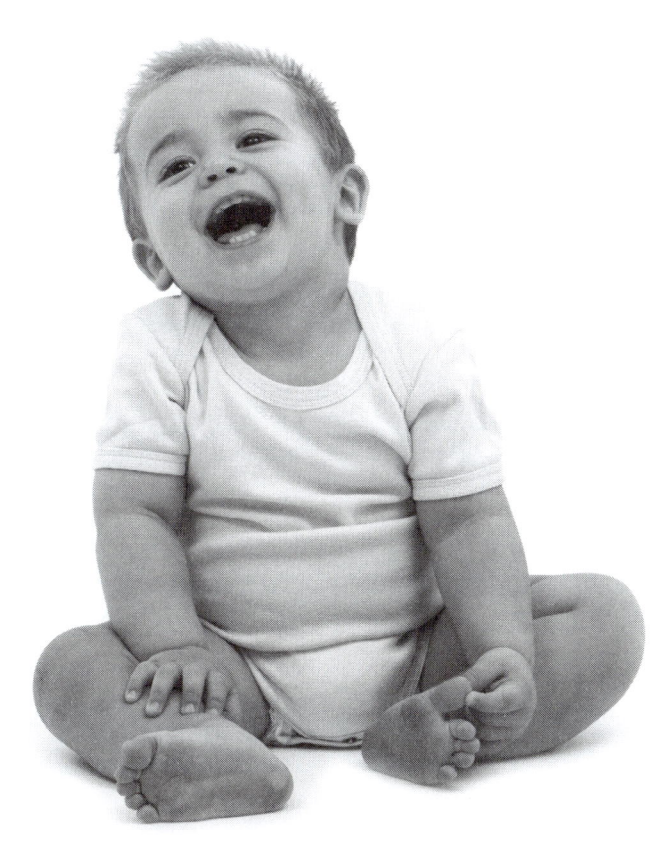

Die Bindungstheorie –
Eine kurze Standortbestimmung

Kennen Sie schon die Lamina-Regel? Die Lamina-Regel ist die
»Lass mich nicht allein, weil ich sonst wein«-Regel. Diese Regel hat
unser Sohn aufgestellt. Er ist allerdings nicht alleine mit dieser Devise.
Nahezu alle Babys handeln nach diesem Grundsatz. Babys und Kinder
allgemein wollen nur in den seltensten Fällen alleine sein. Sie sind
sozial, sie wollen ein Gegenüber, das mit ihnen spricht und sich ihnen
zuwendet. Diese Erfahrung hat sicher jeder gemacht, der mit Kindern
zu tun hat. Allein ist es im Himmel nicht schön, wie meine Oma immer
so schön sagt. Selbst das schönste Kinderzimmer ist alleine einfach
nur doof.

Diese »existenzielle Orientierung auf ein ›Du‹, diese bekannte Tatsache, dass wir Menschen uns in wesentlichen Beziehungen entwickeln
und sozialisieren, ist durch die Bindungstheorie und -forschung um-
fassend beschreibbar und erfassbar geworden« (Scheurer-Englisch
2001, S. 315).

Es gibt also eine Wissenschaft, die sich mit der Lamina-Regel auseinandersetzt. Und das ist die Bindungstheorie. Wie aber kann uns die
Bindungstheorie in unserem Alltag mit Kindern weiterhelfen?

Die Bindungstheorie ist in erster Linie mal, wie der Name schon vermuten lässt, eine Theorie, die sich fundiert mit dem Thema Bindung, also
mit der Beziehung zwischen Eltern und Kindern, auseinandersetzt. Um
das oft doch recht nervige Schlafverhalten unserer Kinder zu verstehen, lohnt es sich auf jeden Fall, sich mit der Bindungstheorie ausein-
anderzusetzen. Die Bindungstheorie beschreibt Bedürfnisse und Ver-

haltensweisen von Kindern und erklärt, warum es negative Auswirkungen für die Entwicklung von Kindern haben kann, wenn diese Bedürfnisse nicht befriedigt werden.

Zusammengefasst liefert die Bindungstheorie Informationen, mit deren Hilfe man bessere Entscheidungen in Erziehungsfragen treffen kann.

Grundannahmen der Bindungstheorie

1. **Für die seelische Gesundheit des Kindes ist es ausgesprochen wichtig, eine sichere Bindung zu mindestens einer Bezugsperson zu haben!**

Die kontinuierliche und feinfühlige Fürsorge ist für ein Kind ein wichtiger Schutzfaktor in seiner Entwicklung.

2. **Bindung ist biologisch gesehen notwendig!**

Die Bindungstheorie geht davon aus, dass es ein biologisch angelegtes Verhaltenssystem gibt, das bewirkt, dass der Säugling im Laufe seines ersten Lebensjahres eine starke emotionale Bindung zu seiner Hauptbezugsperson aufbaut. Und diese Bindung ist eben nicht ein nettes Extra, sondern sie ist ein Grundbedürfnis (Brisch 1999, S. 35–36; Fonagy 2001, S. 14) und hat einen ähnlichen Stellenwert wie beispielsweise die Nahrungsaufnahme oder der Schlaf. Selbst im Tierreich lässt sich Bindungsverhalten nachweisen. Junge Tiere binden sich an ihre Eltern und folgen ihnen überall hin.

3. **Eine sichere Bindung befriedigt das Bedürfnis nach Schutz und Sicherheit!**

Das hilflose Kind bindet sich biologisch gesehen deshalb an eine Bezugsperson, um von ihr beschützt zu werden. Nur eine gelungene Bindung kann dem Kind ein Gefühl von Sicherheit vermitteln. Aufgrund der Bindung, die es zu seiner Bezugsperson aufgebaut hat, sucht das kleine Kind im Falle von Angst oder Schmerzen die Nähe zu seiner Bezugsperson auf und kann somit von ihr beschützt werden. Erst dann kann es sich wieder entspannt seinem Spiel zuwenden.

4. Das Kind passt sein Verhalten der Bezugsperson an!

Da die Bindung für das Kind überlebenswichtig ist –, schließlich ist es auf den Schutz und die Fürsorge seiner Eltern angewiesen –, verhält sich das Kind so, dass die Bezugsperson bereit ist, eine Bindung mit ihm einzugehen, es passt sich also der Bindungsbereitschaft der Bezugsperson an. Das Bindungsverhalten ist demnach ein Verhalten, das darauf abzielt, die größte mögliche Nähe (und somit Sicherheit) zu der jeweiligen Bezugsperson herzustellen (vgl. Brisch 2003, S. 51; Fonagy 2001, S. 13–14; Grossmann 2001, S. 32–33). Dabei können sich Kinder ganz schön verbiegen, um ihren Eltern zu gefallen.

5. Die Erfahrungen, die ein Kind mit seinen Bezugspersonen macht, beeinflussen seine Erwartungen an das Verhalten anderer und sein Verhalten im Umgang mit anderen Menschen!

Die Erfahrungen, die das kleine Kind mit der Mutter sammelt, organisieren sich im Laufe des ersten Lebensjahres in Form eines inneren Arbeitsmodells. Dieses Modell beinhaltet das Wissen des Kindes über die Bezugsperson und über sich selbst. Es ermöglicht es ihm, planvoll und an der Bindungsbereitschaft der Mutter orientiert zu handeln. Zunächst sind diese Modelle noch flexibel, aber im Laufe des Lebens stabilisieren sie sich zunehmend und bilden generalisierte Erwartungshaltungen in allen bindungsrelevanten Situationen, sogenannte Bindungsrepräsentationen. Sie beeinflussen dann die Erfahrungen und den Umgang mit anderen Personen, sowie die Erwartungen an deren Bindungsbereitschaft (Zimmermann 1995, S. 203–205; Brisch 2003, S. 51). Sie können bis ins Erwachsenenalter hinein wirken (Bowlby 1989, S. 26).

6. Es gibt messbare Unterschiede in der Qualität der Bindung!

Je nachdem, wie stark das Gefühl von Sicherheit ist, das dem Kind durch die Bezugsperson vermittelt wird, kann unterschieden werden, ob die Bindung sicher, unsicher-vermeidend, unsicher-ambivalent oder desorganisiert ist.

Exploration und sichere Basis

Exploration und sichere Basis sind zwei Schlagworte aus der Bindungsforschung. Die Bindungsforschung geht davon aus, dass es ein biologisch angelegtes Bedürfnis nach Bindung gibt. Dem gegenüber steht das Bedürfnis des Kindes, seine Umwelt zu erkunden, also das Bedürfnis nach Exploration (vgl. Bowlby 1989, S. 21). Das Kind ist also neugierig und möchte seine Umgebung erforschen, muss es ja auch, denn sonst würde es ja nichts lernen. Na ja, und das tut es dann auch. Kinder erforschen ihre Umwelt und sind dabei, oft zum Leidwesen ihrer Eltern, hoch motiviert (vgl. Brisch 1999, S. 38).

Allerdings, und das ist der Knackpunkt an der Geschichte, ist das Kind nur so lange bestrebt, seine Umwelt zu erkunden, wie sein Bindungssystem nicht aktiviert ist. Im Falle von Müdigkeit, Schmerz oder Gefahr schaltet es seine Bezugsperson, meistens die Mutter, ein und möchte von ihr beruhigt werden. Die Bezugsperson ist dann die so genannte sichere Basis, auf die es im Notfall zurückgreifen kann. Ein Kind erlangt also die nötige Sicherheit für das spielerische Explorieren durch die Herstellung von Nähe zur Mutter. Wenn es sich in einer verunsichernden Situation befindet, blickt es zur Mutter und signalisiert seine Unsicherheit durch ängstliche Mimik oder Laute. Die Mutter kommt daraufhin dem Kind zur Hilfe oder ruft es zu sich. Nachdem ein liebevoller Kontakt hergestellt wurde, ist das Bindungssystem quasi ›beruhigt‹, und das Kind ist wieder in der Lage, sich der Exploration zu widmen (vgl. Grossmann 2001, S. 32–33).

Die Abwesenheit der Bindungsperson oder ihr Nicht-Reagieren verhindert dementsprechend die Exploration.

»Deshalb kann man davon ausgehen, dass sich eine sichere Bindung vorteilhaft auf eine Reihe kognitiver und sozialer Fähigkeiten auswirkt« (Fonagy 2001, S. 15).

Ein in seiner Bindung verunsichertes Kind kann nicht beruhigt spielen und lernen, da es immer einen Teil seiner Energie darauf verwenden muss, Nähe zu einer Bezugsperson herzustellen, damit es sich sicher fühlen kann. Ein Kind mit einer sicheren Bindung zu einer Bezugsperson hat also bessere Chancen, clever zu werden, da es einfach mehr Gelegenheit hat zu lernen und auszuprobieren als andere Kinder, die sich immer Sorgen darüber machen müssen, ob Mama sich auch um sie kümmern wird.

Jetzt muss man natürlich bedenken, dass sich unsere Gesellschaft und somit unsere Lebensbedingungen in den letzten 1000 Jahren zwar enorm geändert haben, unsere biologische Ausstattung aber nicht, die hinkt ziemlich hinterher.

Es ist somit nicht davon auszugehen, dass wir an die Art von Gesellschaft, in der wir leben, optimal angepasst sind (vgl. Bowlby 1989).

Im Urwald, bei den wilden Tieren, war es für das Kind natürlich noch mal um einiges wichtiger, eine aufmerksame Bezugsperson zu haben, an die es sich im Notfall wenden konnte und die ihm als sichere Basis diente. Vor diesem Hintergrund wird auch klar, dass das Fehlen oder das Misslingen einer Reaktion der Bezugsperson auf das kindliche Bindungsstreben immer psychischen Stress bedeutet »und dass es dadurch manchmal auch zu traumatischen Erfahrungen kommt« (Bowlby 1989, S. 23). Wenn das Kind also über einen längeren Zeitraum schreien muss, ohne dass ihm jemand zur Hilfe kommt, wie das bei Schlaflernprogrammen der Fall ist, wird das Kind massivem Stress ausgesetzt und es wird verängstigt.

Durch Bindungsverhalten will das Kind Sicherheit bzw. Schutz von seiner Bezugsperson bekommen. Fühlt sich das Kind dann sicher, ist es wieder in der Lage, sich anderen Dingen zuzuwenden (vgl. Scheurer-Englisch 2001, S. 317). Damit das klappt, muss das Kind wissen, wie seine Bezugsperson gestrickt ist. Nur so kann es genau das Verhalten zeigen, das die Bezugsperson dazu bringt, ihm zu helfen. Also mal ganz grob gesagt, sollte das Kind wissen, womit es bei Mama weiterkommt. Die eine wird spätestens weich, wenn das Kleine herzzerreißend heult, die andere findet das eher nervig und schmilzt dafür dahin wenn ihr kleiner Hosenscheißer sie ganz lieb anguckt. Dieses Wissen sammelt das Kind nach Bowlby im Laufe seines ersten Lebensjahres und organisiert es, wie oben schon erwähnt, in Form von inneren Arbeitsmodellen (vgl. Bowlby 1989, S. 23).

Info

Aus bindungstheoretischer Sicht entspricht es dem natürlichen Bedürfnis kleiner Kinder nachts bei ihren Eltern zu schlafen. Falls Sie aber Bedenken haben, ob die Methode Besucherritze die richtige Lösung für Sie ist und Sie Ihr Kind lieber in seinem eigenen Zimmer schlafen lassen möchten, sollten Sie es dort auf keinen Fall sich selbst überlassen. Reagieren Sie unmittelbar auf Anzeichen von Angst und Stress bei Ihrem Kind. Gehen Sie hin und beruhigen es. So kann das Kind lernen, dass Sie auch dann verfügbar sind, wenn Sie sich in einem anderen Raum aufhalten. So kann es ein Gefühl von Sicherheit entwickeln und lernen, auch dann beruhigt zu schlafen, wenn Sie nicht in seiner Nähe sind.

Innere Arbeitsmodelle

Ein inneres Arbeitsmodell ist quasi das Wissen des Kindes über sich selbst und über andere Personen. Aufgrund von Erfahrungen, die ein Kind mit seinen Bezugspersonen macht, entwickelt es innere Arbeitsmodelle. Diese beinhalten das Wissen des Kindes darüber, wo sich der andere aufhält, wozu er in der Lage ist und wie er reagieren wird (vgl. Bowlby 1989, S. 23). Mit diesem Wissen wird das Kind in die Lage versetzt, sein Verhalten einsichtig und vorausschauend zu planen. Es kann sozusagen schon mal in seiner Vorstellung vorwegnehmen, welche Konsequenzen ein bestimmtes Verhalten haben wird (vgl. Bretherton 2002, S. 14).

Das heißt also, ein kleines Kind macht diese oder jene Erfahrung mit seinen Bezugspersonen und aufgrund eben dieser Erfahrungen entwickelt es Vorstellungen von anderen Menschen und von sich selbst (vgl. Bowlby 1989, S. 24; Bretherton 2002, S. 14):
Wenn die Eltern zum Beispiel ihr Kind ganz super lieb finden und absolut von ihm begeistert sind, merkt das Kind das und glaubt selbst daran, dass es doch ziemlich gut sein muss. Finden die Eltern ihr Kind hingegen nervig und blöd, merkt das Kind auch das und glaubt selbst, dass es ein Nichtsnutz sein muss. Das ist dann also sein Arbeitsmodell von sich selbst.

Wenn die Eltern immer mehr oder weniger vorhersagbar und liebevoll reagieren, entwickelt das Kind die Vorstellung, dass andere Menschen ganz Ok sind. Sind die Eltern dagegen fies und unzuverlässig, bekommt das Kind eine andere Vorstellung. Je nachdem entwickelt es dann eben ein entsprechendes inneres Arbeitsmodell von anderen Menschen.

Man kann also annehmen, dass ein Kind, das sich selbst als liebens-
würdig und kompetent erlebt, auch die Erfahrung gemacht hat, dass
seine Eltern emotional verfügbar und hilfsbereit sind. Na ja und nun
ist es nur logisch, dass sich diese inneren Arbeitsmodelle auch auf das
Verhalten des Kindes auswirken. Ein Kind, das annimmt, dass es toll
ist und dass seine Mitmenschen freundliche Leute sind, verhält sich
anders als ein Kind, das denkt es taugt nix und alle Menschen sind fies
und unberechenbar. Die Erfahrungen, die kleine Kinder mit ihren Bezugspersonen machen, beeinflussen also nicht nur ihr momentanes
Verhalten, sondern auch ihre Sicht auf andere Menschen und auf Beziehungen allgemein. Das kann dann Auswirkungen auf ihre Freundschaftsbeziehungen, ihre Partnerschaften, ihre Beziehungen zu Kollegen und nicht zuletzt auf die Beziehung zu den eigenen Kindern haben.

Zu Anfang sind solche Arbeitsmodelle noch flexibel, im weiteren Verlauf der Entwicklung aber werden sie zunehmend stabiler (vgl. Brisch
1999, S. 37).

»Da diese Modelle Tag für Tag angewandt werden, wird ihr Einfluss auf
Denken und Fühlen zur Routine, und sie üben ihren Einfluss unbewusst
aus« (Bowlby 1989, S. 23).

Bindungsqualität

Um die Qualität einer Mutter-Kind-Bindung zu messen, hat Mary Ainsworth ein standardisiertes Verfahren entwickelt: die sogenannte »fremde Situation«. Dabei finden in einem der Mutter und dem Kind unbekannten Raum zwei aufeinander folgende Trennungen statt. Die Reaktionen des Kindes auf die Trennung sowie auf die Rückkehr der Mutter werden zur Beurteilung der Bindungssicherheit herangezogen (vgl. Dornes 2002, S. 162; Fonagy 2001, S. 17; Brisch 1999, S. 44–46). So zeigt sich, welches innere Arbeitsmodell das Kind von der Beziehung zur Mutter hat.

Es werden vier Kategorien von Bindungssicherheit unterschieden:
- **die sichere Bindung**
- **die unsicher-vermeidende Bindung**
- **die unsicher-ambivalente Bindung**
- **die desorganisierte Bindung**

Ungefähr 60 % der Kinder entwickeln im Laufe des ersten Lebensjahres eine sichere Bindung zur Mutter und ca. 55 % der Kinder binden sich sicher an den Vater (vgl. Brisch 2011, S. 40).

Nur eine sichere Bindung schützt die Kinder vor Stress und wirkt entwicklungsfördernd.

■ Sicher gebundene Kinder

Sicher gebundene Kinder reagieren auf die Trennung von der Mutter mit deutlichem Bindungsverhalten. Sie unterbrechen ihr Spiel, rufen nach ihrer Mutter, versuchen ihr zu folgen und sie zu finden. Sie sind deutlich gestresst. Auf die Rückkehr der Mutter reagieren sie positiv, sie lassen sich beruhigen, auf den Arm nehmen und trösten. Sehr bald können sie wieder zum Spiel zurückkehren (Brisch 1999, S. 46–47). Diese Kinder besitzen die Zuversicht, dass ihre Mütter verfügbar, feinfühlig und hilfsbereit sein werden, wenn sie in bedrohliche oder ängstigende Situationen kommen (Bowlby 1989, S. 24). Sie sind frei ihre Umgebung zu erkunden, da ihre Aufmerksamkeit nicht ständig darauf ausgerichtet sein muss, die Bindung zu ihrer Mutter aufrechtzuerhalten. Dieses Bindungsmuster wird durch die feinfühlige Art und Weise der Bezugsperson, auf die Bedürfnisse des Kindes einzugehen, gefördert (Brisch 2003, S. 55).

■ Unsicher-vermeidend gebundene Kinder

Unsicher-vermeidend gebundene Kinder scheinen im »Fremde-Situation-Test« den Weggang der Mutter gar nicht zu bemerken. Sie ignorieren sowohl die Trennung von der Mutter als auch ihre Rückkehr und setzen ihr Spiel weitestgehend unbeirrt fort. Sie wirken auf den ersten Blick am selbstständigsten, und es scheint, als seien sie zufrieden. Physiologische Messungen haben aber ergeben, dass diese Kinder stark gestresst waren (Dornes 2002, S. 163). Diese Kinder besitzen kein Vertrauen darauf, Unterstützung zu bekommen, wenn sie Hilfe brauchen. Im Gegenteil erwarten sie Zurückweisung (Bowlby 1989, S. 25). Dieses Bindungsmuster wird gefördert, wenn die Bindungsperson tatsächlich abweisend auf die Bindungsbedürfnisse des Kindes reagiert (Brisch 2003, S. 55). Man beachte, dass dieses Bindungsmuster dem deutschen Ideal entspricht. Diese Kinder können mit Trennung hervorragend umgehen. Viele Eltern wünschen sich ein solches Kind, das nicht anklammert und mit wechselnden Betreuungssituationen gut zurechtkommt. Auch wenn diese Kinder auf eine Trennung nicht mit Bindungsverhalten reagieren, sind sie doch gestresst und dieser Stress verschwindet nicht einfach so. Häufig reagieren solche Kinder psychosomatisch und bekommen Bauchweh oder Ähnliches.

■ Unsicher-ambivalent gebundene Kinder

Die unsicher-ambivalent gebundenen Kinder reagieren auf die Trennung mit größtem Stress. Sie unterbrechen ihr Spiel sofort und weinen heftig. Auch die Rückkehr der Mutter kann sie nicht wieder beruhigen. Sie zeigen ambivalentes Verhalten. Einerseits suchen sie die Mutter, fordern ihre Rückkehr massiv ein und wollen Körperkontakt und Nähe von ihr, gleichzeitig aber reagieren sie aggressiv und ablehnend auf die Mutter (sie strampeln, treten und wollen vom Arm runter) (Dornes 2002, S. 163; Brisch 2003, S. 55–56). Auch nach längerer Zeit können sie ihr Spiel nicht wieder aufnehmen. Sie sind noch immer beunruhigt und hängen der Mutter quasi am »Rockzipfel«.

Diese Kinder sind unsicher, ob ihre Bezugsperson auf ihr Bindungsbedürfnis hin verfügbar, responsiv oder hilfsbereit sein wird. »Aufgrund dieser Unsicherheit neigt das Kind zu Trennungsangst, klammert sich oft an und ist ängstlich in der Erkundung seiner Umwelt« (Bowlby 1989, S. 25).

Mütter, die einmal positiv, ein anderes Mal wieder ablehnend auf das Bindungsverhalten ihrer Kinder reagieren begünstigen die Entstehung dieses Musters (Bowlby 1989, S. 25).

■ Desorganisiertes Bindungsverhalten

Als desorganisiertes Bindungsverhalten wird das Verhalten der Kinder dann bezeichnet, wenn sie Sequenzen von stereotypen Verhaltensweisen zeigen, in der Bewegung einfrieren, zur Mutter hinlaufen und dann doch wieder umdrehen oder andere Hinweise dafür vorliegen, dass Anomalien in der Organisation und Orientierung ihres Verhaltens vorliegen. Wahrscheinlich ist dieses Verhalten auf Traumata oder desorganisierte Familienstrukturen zurückzuführen. »Bestimmte Formen von beängstigendem Elternverhalten rufen einander widersprechende biologisch kanalisierte Neigungen zur Annäherung an die Bezugsperson und zur gleichzeitigen Flucht von ihr weg hervor. Misshandelte Kinder sind daher aller Voraussicht nach desorganisiert« (Hesse/Main 2002, S. 220).

Bezogen auf das Schlafverhalten, heißt das ...

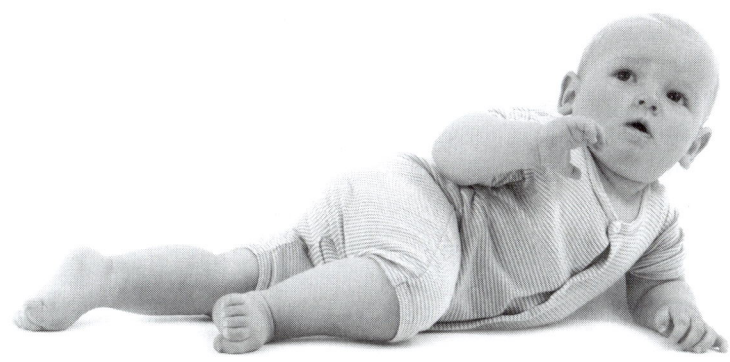 Kinder, die nachts sehr viel weinen und sich nicht mehr beruhigen lassen, könnten eventuell an einer Bindungsstörung (unsicher-ambivalent gebunden) leiden. In einem solchen Fall sollte man sich professionelle Hilfe holen. Wenn ein Kind sich allerdings nachts gar nicht meldet und scheinbar zufrieden durchschläft, heißt das nicht unbedingt, dass es nicht gestresst ist. Ein Kind, das gelernt hat, dass sein Bindungsverhalten (Weinen, Nachlaufen, Anklammern usw.) nichts bringt, wird dieses Verhalten in Zukunft vermeiden (unsicher-vermeidend gebunden). Dennoch sind diese Kinder massiv gestresst und laufen sogar Gefahr, an psychosomatischen Symptomen zu erkranken (Brisch 2007).

Wenn das Kind bei einem Schlaflernprogramm nach einigen Nächten aufhört zu schreien, liegt die Vermutung nahe, dass es seine Erwartung an die Bindungsbereitschaft der Eltern verändert hat. Diese Veränderung kann weit reichende Konsequenzen für die psychische Entwicklung des Kindes haben. Tagsüber angemessen auf die Bindungsbereitschaft des Kindes zu reagieren und nachts seine Bedürfnisse zu ignorieren kann ein Kind also massiv verunsichern.

Feinfühliges Pflegeverhalten

Mary Ainsworth hat neben der Klassifikation der Bindungsqualität auch noch das Konzept der Feinfühligkeit entwickelt. Ganz grob gesagt, nimmt sie an, dass es einen Zusammenhang zwischen feinfühligem Pflegeverhalten der Bezugsperson und der Bindungsqualität des Kindes gibt. Das heißt, dass das Verhalten der Mutter einen großen Einfluss auf die Entwicklung der Bindungsqualität des Kindes hat. Eine feinfühlige Bezugsperson wirkt sich also positiv auf das Bindungsverhalten des Kindes aus.

Mit feinfühligem Pflegeverhalten ist ein Verhalten gemeint, welches an das Bedürfnis des Kindes angepasst ist. Will heißen:

Eine feinfühlige Pflegeperson ist also eine Mutter, die die Bedürfnisse des Kindes wahrnimmt, sie richtig interpretiert und sie in einer feinfühligen Weise beantwortet. Zwischen der Äußerung des Kindes und der Reaktion der Mutter sollte eine dem Alter des Kindes angemessene Zeitspanne liegen.

Zehn Minuten Schreienlassen zum Beispiel sind für einen 6 Monate alten Säugling nicht angemessen.

»Feinfühlige Eltern erkennen die Signale des Kindes rechtzeitig, interpretieren sie richtig und reagieren prompt und für das Alter des Kindes angemessen« (Brisch 2003, S. 53).

»All diese Verhaltensweisen spiegeln Liebe wider und kennzeichnen eine Mutter, die ihr Baby als eine separate, aktive, autonome und liebenswerte Person respektiert, deren Wünsche und Handlungen einen eigenen Wert haben« (Ainsworth u. a. 1978; zit. nach Grossmann u. a. 2002, S. 126).

Achtung!

Falls Ihr Kind nachts sehr viel schreit und Sie die Situation als sehr belastend erleben, sollten Sie Folgendes tun:

1. Lassen Sie Ihr Kind von einem Arzt untersuchen. Der kann feststellen, ob es medizinische Ursachen für das Verhalten Ihres Kindes gibt.
2. Falls medizinische Ursachen auszuschließen sind, wenden Sie sich an eine Schreiambulanz oder an eine andere Beratungsstelle für junge Eltern.

Das nächtliche Schreien ist für die Eltern eine extreme psychische Belastung, die im schlimmsten Fall zu extremen Verhaltensweisen führen kann. Das sind dann die Momente, in denen Eltern ihre Kinder schütteln oder misshandeln. Lassen Sie es niemals so weit kommen und holen Sie sich rechtzeitig Hilfe!

Fallbeispiel

Eine dreifache Mutter bewundert unseren Sohn.
»Der ist aber groß geworden!
Und wie klappt es mit dem Schlafen?«
»Frag nicht«, ist meine Antwort.
Ihre erste Tochter sei auch alle zwei Stunden aufgewacht, erzählt sie uns.
»Tja, was soll man da machen.
Damit müssen wir uns wohl abfinden«, sagt mein Mann.
»Ja, ja. Aber das wird mit jedem Kind besser«, meint sie dazu.
»Das Schlafen wird besser?«, frage ich.
»Das Schlafen? Nein, das glaube ich nicht, dass das besser wird. Aber das damit abfinden, das wird besser«, lautet ihre Antwort.
Na toll.

Die Bedeutung des Bindungsverhaltens für die Kompetenzentwicklung

Die Forschung hat festgestellt, dass eine sichere Bindung zu mindestens einer Bezugsperson einen wesentlichen Schutzfaktor für die Entwicklung des Kindes darstellt. Ein Kind mit einer sicheren Bindung zu einer Bezugsperson ist besser in der Lage, mit Belastungen umzugehen, und hat ein geringeres Risiko, an einer psychischen Erkrankung zu leiden (Dornes 1999, S. 35; Laucht 2003, S. 70).

In vielen empirischen Studien wird zudem belegt, dass sich eine sichere Bindung positiv auf die Fähigkeiten im Bereich der Beziehungsgestaltung, des Selbstkonzepts und der Regulierung eigener Gefühle auswirkt.

Zusammengefasst lässt sich die protektive (schützende) Wirkung einer sicheren Bindung wie folgt beschreiben:
    Eine sichere Bindung ist zum einen ein Schutzfaktor, der es ermöglicht, mit Belastungen besser umzugehen, da eine sichere Basis zur Entlastung genutzt werden kann und ein höheres subjektives Sicherheitsempfinden vorhanden ist, zum anderen bewirkt eine sichere Bindung auch die Entwicklung von Kompetenz in sozialem Verhalten und im Umgang mit den eigenen Gefühlen.

Die Exploration ist nicht eingeschränkt und die kognitive Entwicklung kann ungestörter ablaufen. Außerdem bewirkt eine sichere Bindung ein größeres Vertrauen in sich selbst als liebenswerte und kompetente Person und in die anderen als hilfsbereit. Dies erleichtert es dem Menschen, Hilfsangebote auch außerhalb der primären Bindungsbeziehung für sich zu nutzen.

Wenn wir unseren Kindern also die Möglichkeit geben, positive Beziehungserfahrungen zu machen, stärken wir sie damit für ihr weiteres Leben.

Bindungsmuster

Bindungsmuster übertragen sich von den Eltern auf die Kinder. Es ist nachgewiesen, dass sich die Bindungsmuster der Eltern auf ihre Kinder übertragen. Falls Eltern selbst traumatische oder belastende Bindungserfahrungen mit ihren eigenen Eltern gemacht haben, übertragen sie oft diese negativen Erfahrungen auf ihre Kinder. Sie wiederholen also die Fehler der Eltern, obwohl sie das auf keinen Fall wollen. Dem kann man nur entgegenwirken, wenn man seine eigenen negativen Bindungserfahrungen aufarbeitet.

Achtung

Falls Sie fürchten, eigene traumatische Kindheitserfahrungen an Ihre Kinder weiterzugeben, holen Sie sich möglichst schnell Hilfe in einer psychologischen Beratungsstelle. Das ist der beste Schutz für Ihre Kinder und keine Schande, sondern ein Zeichen für Ihre Fähigkeit, Verantwortung zu übernehmen.

Quintessenz

Die Erfahrungen, die ein kleines Kind mit seinen Bezugspersonen macht, sind also von großer Bedeutung für seine Entwicklung und wirken sich bis ins Erwachsenenalter hinein aus. Und nicht nur das, sie beeinflussen sogar den Umgang der Kinder mit ihren eigenen Kindern. Die Erfahrungen des Kindes mit und in Beziehungen werden also von Generation zu Generation weitergegeben. Das zeigt wie wichtig ein verantwortungsvoller Umgang mit der Beziehung zum eigenen Kind ist.

Die Bindungstheorie beweist auch, dass ein Kind Bezugspersonen braucht, die feinfühlig und angemessen auf seine Bedürfnisse eingehen. Nur so kann es sich optimal entwickeln. Bezogen auf die Methoden in den gängigen »Schlaf-Lern-Büchern« kann man ganz klar sagen, dass die dort zu findenden Ratschläge sich kontraproduktiv auf die Entwicklung einer sicheren Bindung auswirken. Wenn dort empfohlen wird, das Kind schreien zu lassen, wird es dadurch psychischem Stress ausgesetzt, was sich wiederum negativ auf die Entwicklung seiner Vorstellung von Bindung auswirkt. Es erfährt, dass die Bezugsperson nicht reagiert und ihm nicht hilft. Sein Gefühl von Sicherheit und somit seine Bereitschaft zur Exploration werden stark beeinträchtigt. Wenn ein Kind dann sogar so lange schreien gelassen wird, bis es sich erbricht, keine Luft mehr bekommt und schließlich vor Erschöpfung einschläft, ist das einfach nur grausam. Egal, wie schön man dieses Vorgehen auch verkauft.

Eine solche Erfahrung hat für das Kind traumatische Qualität. Das Schreien des Kindes hat nichts mit Trotz oder Eigensinn zu tun. Das Kind hat einfach ein existenzielles Bedürfnis nach Bindung und Sicherheit. Alleine gelassen hat es Angst. Wenn es dann nach einiger Zeit aufgibt und nicht mehr schreit, hat es seine Erwartung, dass eine fürsorgliche Bezugsperson ihm zur Hilfe kommen wird, aufgegeben. Und das ist ganz schön traurig.

Bindungsmuster

Die Stillberaterin Jade Blume gibt praktische Tipps zum Thema Bindung

»Das ist der intensive Hautkontakt zwischen Mutter, Vater und Kind. Er beginnt günstigenfalls im Kreißsaal. Wenn man ein Kind nicht beruhigt kriegt, dann sollte man es ausziehen und stillen. Vielleicht mag es zusammen mit dem Papa oder der Mama baden? Gedämpftes Licht, schöne Musik (angeblich stehen die Kinder auf Mozart), Kerzen – einen Event veranstalten. Dabei werden alle Babys ruhig. In der Badewanne stillen – ein Traum, usw.
Darum will ich bei zu viel Unruhe und zu wenig Schlaf (auch bei zu wenig Milch) einen 24-Stunden-Kuscheltag verordnen. Ab in die Kiste und zwar die ganze Familie, nackt ausziehen (okay, Windeln sind genehmigt) und keinen reinlassen außer evtl. die Stillberaterin, die Hebamme oder den Pizzadienst. Wirkt Wunder.
Viel frische Luft! Lange Spaziergänge machen müde! Viel tragen! Ausschließlich stillen in den ersten 6 Monaten ...«

TEIL 5

Ein bisschen Gesellschafts-kritik

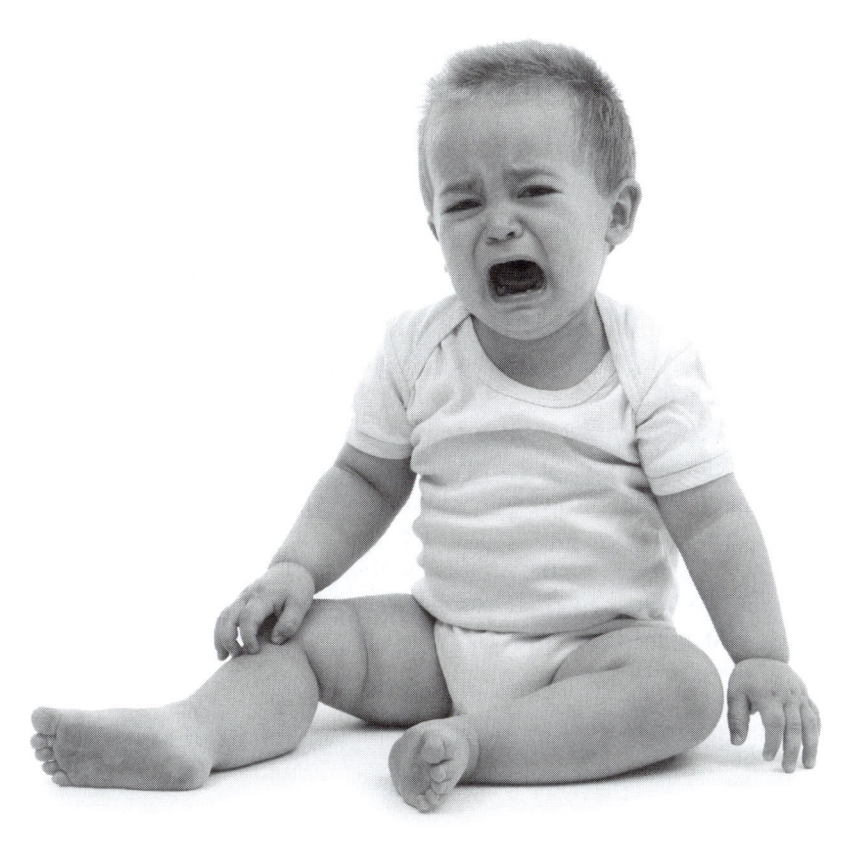

Früher war alles besser

Also früher hat es so was nicht gegeben. Da haben die Kinder einfach geschlafen. Ohne Schwierigkeiten. »Solche Probleme kennen wir nicht«, bekommt man gerne von der älteren Generation zu hören.

Aber wie kann das sein? Hat die Menschheit innerhalb von zwei Generationen einen derartigen evolutionären Sprung gemacht, dass sie das Schlafen verlernt hat? Vielleicht sogar abgeschafft hat? Das wäre ja wirklich mal ein evolutionärer Fortschritt. Über Generationen hat man die Nächte mit Schlafen verschwendet und unsere Kinder sollen so was nicht mehr nötig haben? Das wäre ja genial. Nicht nur für den Einzelnen, sondern auch für die ganze Gesellschaft. Acht Stunden pro Tag mehr konsumieren, arbeiten und das Bruttosozialprodukt steigern, die Weltwirtschaft wäre gerettet!

So gesehen toll. Vielleicht haben unsere Kinder aber auch ein manipuliertes Gen in sich, das aus irgendwelchen Forschungslabors stammt. Vielleicht pflanzen Terroristen den Babys schon im Krankenhaus irgendwelche Gene ein, damit sie nicht mehr schlafen. So sollen ganze Horden von Eltern mürbe gemacht werden und die westliche Welt mit ihrer schönen Leitkultur soll zugrunde gerichtet werden. Die Eltern beschränken sich aufgrund von Schlafmangel nur noch auf ihre primären Grundbedürfnisse, Mozart und Goethe interessieren sie nicht den feuchten Kehricht, auf der Arbeit schlafen sie, und effektiv, flexibel und produktiv sind sie höchstens noch beim Windelnwechseln. Das wäre wiederum nicht so gut, gesamtpolitisch gesehen.

Aber ist das eigentlich wirklich so? Haben die Babys früher besser geschlafen? Die Literatur sagt schon mal Nein.

Eine kleine Umfrage in meinem familiären Umfeld ergab Folgendes: Früher gab es auch schon Schlafprobleme.

Meine Tante hat zum Beispiel ganz schlecht geschlafen. Meine Oma und mein Opa mussten im Schichtdienst an ihrem Stubenwagen sitzen und schaukeln. Er bis eins in der Nacht und sie den Rest der Nacht. Hört sich nicht gerade nach Durchschlafen an. Meine Mutter hätte dagegen als Baby hervorragend geschlafen. Man hätte gar nicht gemerkt, dass ein Baby im Haus ist. Dafür sei sie später immer nachts ins Elternbett gekrochen und hätte, bis sie elf war, fast keine Nacht durchgeschlafen, weil sie immer irgendwann aufgestanden ist, um umzuziehen. Und beide haben die gleichen Eltern! Dann gibt es meinen Vater, der hätte geschlafen. Mein Onkel hingegen hätte extrem viel gebrüllt. Meine Oma hat ihn brüllen lassen, geholfen hat es aber auch nix. Wobei ich glaube, dass er inzwischen ohne Brüllen ein- und sogar durchschläft. Mein Bruder war ein schlechter Schläfer, ich ein guter. Mein Mann hat zuerst immer im Elternbett geschlafen, später bei seiner Oma, die im gleichen Haushalt gelebt hat. Und zwar lange. Also, schlechter Schläfer. Seine Schwester hingegen hätte als Baby quasi nur geschlafen. Hm ... Die Stichprobe ist zwar nicht gerade repräsentativ, aber aussagekräftig. Offensichtlich gab es auch früher schon solche und solche Kinder.

Daran, dass man trotzdem immer wieder hört, dass die Babys früher einfach besser geschlafen haben, sieht man, dass alles im Nachhinein betrachtet doch nicht so schlimm war. Auch gut zu wissen.

Hart wie Krupp-Stahl

»Wir wollen Kinder, die hart sind! Hart wie Stahl!« Das ist ein schweres Unterfangen, denn von Geburt an sind Babys weich und zart, nicht aber hart. Doch das soll nicht so bleiben. Schon in der frühesten Kindheit solle die Stählung für das spätere Leben erfolgen, forderte Adolf Hitler in »Mein Kampf«.

»Mittels gründlicher Ausbildung der Mütter müsse es möglich sein, in den ersten Jahren des Kindes eine Behandlung herbeizuführen, die zur vorzüglichen Grundlage für die spätere Entwicklung dient« (Hitler 1938, S. 453 f.; zit. nach Chamberlain 2000, S. 7), mutmaßt er.

Bekanntermaßen hat Hitler sich unter vorzüglicher Entwicklung nicht gerade die Entwicklung zu einem Freigeist oder gar zu einem revolutionären Querdenker vorgestellt. Vielmehr waren seine Erziehungsziele Anpassung und Unterwürfigkeit. Schließlich braucht ein Führer auch Gefolge und wenn der Führer auch noch nebenbei die Weltherrschaft an sich reißen will, braucht er auch noch ein bisschen Kanonenfutter, also junge Menschen, die bereit sind, für ihr Vaterland zu sterben. Junge Menschen, die sagen: »Ich bin nichts! Mein Vaterland ist alles!« Er brauchte also Vollidioten. Nun gibt es davon naturgemäß nicht genug auf der Welt. Schließlich wohnt dem Menschen normalerweise ein gewisser Überlebenstrieb inne. Meistens ist er sogar in Maßen vernunftbegabt. Man muss schon einige psychologische Tricks anwenden, um Menschen dazu zu bringen, einem Führer blind zu folgen und sogar für ihr Vaterland zu sterben. Am besten fängt man mit der Vorbereitung dazu an, wenn die späteren Soldaten noch kleine Babys sind. Jetzt ist es natürlich müßig, den Müttern zu sagen, dass man ihre Kinder gerne an der Front verpulvern möchte und sie ihren Erziehungsstil doch bitte darauf einstellen sollen. Die meisten Mütter würden da nicht mitmachen. Das muss man schon subtiler machen. Zu Zeiten Hitlers hat diese Aufgabe Johanna Haarer übernommen. Sie veröffentlichte die Erziehungsratgeber »Die deutsche Mutter und ihr erstes Kind« und »Unsere kleinen Kinder«.

Ihre Bücher dienten in Deutschland bis in die 70er-Jahre hinein als Leitfaden für junge Mütter und waren eindeutig von nationalsozialistischem Gedankengut geprägt.

Sie rät den Müttern zu einem Erziehungsstil, der verhindern soll, dass die Kinder verweichlichen. »Nur keine Schwäche, kein langes Zögern! Kinder merken dies mit tausend feinen Sinnen – und dann bist du verloren, liebe Mutter!« (Haarer 1940b, S. 176; zit. nach Chamberlain 2000, S. 106), warnt Haarer. Es könne nicht entschieden genug vor falscher Nachgiebigkeit gewarnt werden. Sie sei ganz unnütz, verziehe das Kind und raube der Mutter Zeit und Kraft. »Das schreiende Kind wird an einen stillen Ort abgeschoben, wo es allein bleibt und erst zur nächsten Mahlzeit wieder vorgenommen« (Haarer 1938, S. 260; zit. nach Chamberlain 2000 S. 105).

Das Schreien des Kindes dürfe nicht bekämpft werden »durch Herumtragen, Wiegen, Stillen usw. Allenfalls ist ein Schnuller erlaubt. ›Versagt auch der Schnuller, dann liebe Mutter, werde hart! Fange nur ja nicht an, das Kind aus dem Bett herauszunehmen, es zu tragen, zu wiegen, zu fahren oder es auf dem Schoß zu halten, gar es zu stillen. Das Kind begreift unglaublich rasch, daß es nur zu schreien braucht, um eine mitleidige Seele herbeizurufen und Gegenstand solcher Fürsorge zu werden. [...] und der kleine, aber unerbittliche Haustyrann ist fertig‹« (Haarer 1938, S. 165; zit. nach Chamberlain 2000, S. 27). Man solle das Kind schreien lassen. »Nach wenigen Nächten, vielfach schon nach der ersten, hat das Kind begriffen, daß ihm sein Schreien nichts nützt, und ist still« (Haarer 1938, S. 166; zit. nach Chamberlain 2000, S. 27), heißt es.

Wenn man diese Aussagen mit denen in den Schlaflernbüchern vergleicht, fragt man sich, ob da nicht einer abgeschrieben hat. Auch andere Zitate von Haarer legen diese Vermutung nahe: »Auch wenn das Kind auf die Maßnahmen der Mutter mit eigensinnigem Geschrei antwortet, ja gerade dann läßt sie sich nicht irre machen ... Auch das schreiende Kind ... wird ... gewissermaßen ›kaltgestellt‹, in einen Raum verbracht, wo es allein sein kann und so lange nicht beachtet, bis es sein Verhalten ändert. Man glaubt gar nicht, wie früh und wie rasch ein Kind solches Vorgehen begreift. Wehrt sich das Kind ..., so beachten wir seinen Widerstand gar nicht ... Es erlebt, daß sein Geschrei und sein Widerstand nichts nützen« (Haarer 1938, S. 260; zit. nach Chamberlain 2000, S. 105).

Regelmäßiger und ausreichender Schlaf ist nach Haarer eine Erziehungsfrage, bei der es in erster Linie auf Regelmäßigkeit ankommt. »Das richtig gehaltene kleine Kind kommt gar nicht auf den Gedanken, daß es zur festgesetzten Stunde nach den Hauptmahlzeiten etwas anderes geben könnte als das Zu-Bett-Gehen« (Haarer 1940, S. 182; zit. nach Chamberlain 2000, S. 35). (Man bemerke: Auch die Schlaflernbücher propagieren einen solchen rigiden Zeitplan!) Haarer meint, dass Kinder schlechte Einschlafgewohnheiten nur dann entwickeln, wenn dieser Zeitplan durcheinandergeraten ist. Unter schlechten Einschlafgewohnheiten versteht sie Folgendes: »Da ist die Mutter, die stundenlang am Bett des Kindes sitzen ›muß‹, ehe es einschläft, und die ihm Geschichten erzählt, es herumträgt oder mit ihm herumturnt, bis es vor Müdigkeit umfällt. Das sind die Kinder, in deren Zimmer man die Tür nicht schließen ›darf‹ oder die sich im Dunkeln fürchten ... Nichts ist so abgeschmackt, nichts ist so verrückt, daß es dem Kinde nicht versprochen oder angedroht würde, nur damit es in seinem Bettchen endlich Ruhe gebe. Die vernünftige Mutter lehnt solchen Unsinn natürlich von vornherein ab« (Haarer 1940, S. 182; zit. nach Chamberlain 2000, S. 35).

Ganz offensichtlich ähneln die Methoden Haarers den Empfehlungen in den Schlaflernbüchern. Auch Haarer rät von »unnötigem« Herumtragen ab und empfiehlt für Kinder ein eigenes Schlafzimmer und auf alle Fälle ein eigenes Bett einzurichten. »Am besten ist das Kind in einem eigenen Zimmer untergebracht, in dem es dann auch allein bleibt« (Haarer 1938, S. 160; zit. nach Chamberlain 2000, S. 26). Ihre Ratschläge orientieren sich genauso an der verhaltenstherapeutischen Sichtweise und gehen von dem Prinzip Konditionierung aus und gleichen somit den Methoden, die in der Tierdressur angewandt werden. Auch durch ihre Methoden wird die mütterliche Intuition ausgeschaltet. Und vor allem: Sie war Kinderärztin. Das verlieh ihr einen Status, den heute auch einige Autoren bekannter Schlaflernbücher genießen. Ihre Meinung erscheint wissenschaftlich, und man wagt es nicht, sie in Frage zu stellen. Ratschläge, die von einem Kinderarzt kommen, haben auch heute noch für die meisten Eltern, und gerade wenn sie verunsichert und auf der Suche nach Hilfe sind, Gültigkeit.

Genau wie zu Zeiten Haarers haben auch die heutigen Erziehungsratgeber, und darunter insbesondere die Schlaflernbücher, einen großen Einfluss auf das Verhältnis zwischen Eltern und Kindern und darauf, wie die Eltern ihre Kinder wahrnehmen. Fast alle Eltern kennen das bereits erwähnte Buch »Jedes Kind kann schlafen lernen« oder haben zumindest schon von den darin beschriebenen Methoden gehört. Wenn die Autoren, einer von ihnen immerhin Kinderarzt, behaupten, jedes Kind könne ab dem 6. Lebensmonat 11 bis 12 Stunden am Stück durchschlafen, und einen entsprechenden Behandlungsplan erstellen, mit dem dieses Ziel zu erreichen ist, können die meisten Eltern nur schwer widersprechen. Und wenn ihnen dann sogar noch gesagt wird, dass ihr Kind seinen Willen durchsetzen will, dass es seine Eltern manipulieren und ausspielen will, dann rückt das die süßen Kleinen plötzlich in ein ganz anderes Licht. Der Kampf beginnt, die Schwerter werden gewetzt. Jetzt kommt es drauf an. Bloß nicht nachgeben, sonst ist der »Haustyrann« perfekt. Müssen wir aber wirklich so viel Angst vor unseren Kindern haben? Also ich weiß nicht. Besonders bedrohlich erscheint mir mein Sohn eigentlich nicht. Aber vielleicht habe ich da ja was übersehen.

Zwischen den Ratschlägen Haarers und denen in den gängigen Schlaflernbüchern bestehen für mich erschreckend viele Übereinstimmungen. Nur eins ist wesentlich verschieden. Haarers Ratschläge beziehen sich auf die gesamte Kindererziehung. Sowohl auf den Tag als auch auf die Nacht. Die Ratschläge der Schlaflernbücher beziehen sich nur auf die nächtliche Kinderbetreuung. Tags wird für einen liebevolleren Umgang mit den Kindern plädiert und das ist fast noch seltsamer. Aus Kindern, die streng nach Haarer erzogen werden, kann man gute Nazis machen. Was aber wird aus Kindern, die nach den Schlaflernprogrammen erzogen werden? Das bleibt noch abzuwarten.

Bloß nicht verwöhnen!

Viele Eltern fürchten, ihr Baby zu verwöhnen. Diese Sorge ist ganz unberechtigt und entstammt der deutschen Tradition und den über viele Generationen verbreiteten Erziehungsratschlägen, »wie sie besonders während der Zeit des Faschismus propagiert wurden. Diese Bücher wurden teilweise deutschen Müttern von den Nazis an die Hand gegeben, und auch nach dem Ende des Nationalsozialismus wurden sie – bereinigt um einige faschistische Inhalte – weiter aufgelegt und von Gemeinden und Städten Müttern als Geschenk zur Geburt ihres Kindes überreicht« (Brisch 2011, S. 71). Die Ratgeber waren Anleitungen dazu, wie man seinem Kind eine möglichst große Frustrationstoleranz anerziehen kann. Die darin vertretenen Erziehungshaltungen wirken bis heute nach und werden von Generation zu Generation weitergegeben.

Interessenkonflikte

Nicht, dass Eltern und Kinder tagsüber immer die gleichen Interessen hätten. Davon kann nicht die Rede sein. Aber abends und nachts wird es besonders kritisch. Was wollen Mütter und Väter nachdem sie sich den ganzen Tag über um ihre Kleinen gekümmert haben, vielleicht noch auf der Arbeit waren, geputzt, gekocht und gewaschen haben und abends fix und fertig sind? Sie wollen Feierabend. Sie wollen gemütlich zu Abend essen, lesen, fernsehen, ausruhen, Zeit für sich haben ... Und das zu Recht!

Aber was wollen die Kinder, nachdem sie den ganzen Tag gespielt und gelernt haben, spannende und unverständliche Dinge gesehen und erlebt haben, vielleicht in der Krippe oder bei der Tagesmutter waren und abends fix und fertig sind? Sie wollen ihre Eltern. Sie wollen Nähe und Geborgenheit, sich sicher und gut aufgehoben fühlen ... Und das zu Recht!

Merken Sie was? Da haben wir den Salat. Leider wollen Kinder abends nicht ihre Ruhe haben. Seine Ruhe haben wollen ist eine Erfindung unserer individualisierten Gesellschaft. Das müssen Kinder erst noch lernen. Kinder wollen, sogar wenn sie schlafen, die Zimmertür einen Spalt breit offen stehen lassen. Scheinbar stört ihre Familie sie nicht. Auch wenn sie tagsüber spielen, bringen sie ihre Spielsachen gerne dahin, wo der Rest der Familie ist und am besten finden sie es, wenn dieser Rest sogar noch mitspielt. Der Rest hingegen, zumindest sofern er erwachsen oder fast erwachsen ist, bringt seine Spielsachen am liebsten dahin, wo er bloß niemanden sehen muss und nicht gestört wird. Das macht man in unserem Kulturkreis so und das findet man gemütlich. Deshalb finden Eltern ein eigenes Zimmer auch so toll. »Wir ziehen um, dann hat die Kleine auch ein eigenes Zimmer.« Ob die Kleine allerdings in irgendeiner Weise Wert darauf legt, ist fraglich. Es sei denn, sie hat schon gelernt, dass andere sie stören und man seine Ruhe braucht.

Das muss aber nicht unbedingt so sein. Die Tante von meinem Mann fand es so traurig, als ihre Nichte mit drei Jahren ein eigenes Zimmer bekam und darin schlafen sollte, dass sie vor Mitleid weinen musste. Diese Tante lebt in der Türkei. Was an einem eigenen Zimmer und am alleine sein so toll sein soll, hat sie scheinbar nie gelernt. Die meisten Eltern, die hierzulande leben, haben das aber wohl gelernt. Sie kennen die Vorzüge des Alleinseins und möchten diese nicht mehr missen.

Jetzt stehen sie vor der schwierigen Aufgabe, ihren Kindern das auch beizubringen. Irgendwie paradox. Erst müssen die Kinder vom Arm der Mutter entwöhnt werden und lernen alleine zu schlafen. Irgendwann gewöhnen sie sich daran und finden das gemütlich. Jetzt stört es sie, wenn jemand in ihrem Bett schläft. Sie haben gelernt, dass seine Ruhe haben schön ist. Dann heiraten sie. Jetzt müssen sie sich wieder daran gewöhnen, nachts jemanden neben sich zu haben. Zum Glück sind Ehebetten so gemacht, dass jeder noch seine eigene Seite hat. Dann bekommt das Paar aber irgendwann ein Kind. Dieses Kind will ganz viel Nähe und zwar auch nachts. Das stört die Eltern, die sich in jahrelanger, mühsamer Arbeit ans Alleinsein gewöhnt haben. Darum müssen sie mit ihrem Kind üben und üben, bis es endlich auch das Alleinsein bevorzugt.

Wieso man so viel Arbeit da reinsteckt, dass das Kind endlich lernt, alleine zu sein, ist die große Frage. Wieso nutzt man diese Zeit nicht einfach zum Schlafen? Von mir aus auch mit Kind im Arm? Aber was würde das für Menschen geben? Am Ende gäbe das Menschen ohne Ellenbogen. Wie sähe das denn aus und vor allem, was würde das für unsere Wirtschaft bedeuten? Nicht mehr jeder gegen jeden und nicht mehr jeder für sich allein? Die Weltwirtschaft würde zugrunde gehen.

Stellen Sie sich zum Beispiel mal vor, alle Börsenmakler wollten abends pünktlich Feierabend machen, weil sie lieber bei ihrer Familie sein wollen, statt an ihrer Karriere zu arbeiten. Oder wie sollte eine Abteilung funktionieren, wenn alle Mitarbeiter kooperieren würden und jeder die sozialen Beziehungen zu seinen Kollegen wichtiger fände als den persönlichen Erfolg? Es gäbe keinen Neid und keine Missgunst und auch keine Angst, es gäbe also keine Grundlage für Druck und Ausbeutung. Die Firma würde nicht vorankommen und die Chefs sähen alt aus. Das will ja keiner. So weit wird es auch nie kommen. Dank Dr. Ferber.

Fallbeispiel

Maren berichtet von ihrer Liebe zum Familienbett

»Wie ist das eigentlich so im Familienbett?«, fragte mich gestern eine gute Bekannte. Der Nachwuchs kommt bald, und sie denkt drüber nach, die Maus mit in ihr Bett zu nehmen.
Meine Gedanken schweifen kurz ab, zurück zu gestern Nacht: Der Große liegt bereits im Bett, Mini neben ihm. Es ist 22 Uhr, und ich kann im Halbdunkel gerade so ausmachen welche Hände und Füße wem gehören. In der Mitte sind ca. noch 30 cm Platz, ich nehm's sportlich.
Wieso wachsen Kinder nachts eigentlich auf ca. 2 Meter an? Denn das ist der Platz, den sie mindestens brauchen, um sich beim Schlafen wohlzufühlen. Ich fühle mich nicht wohl, sondern wie eine Sardine in der Büchse. Obwohl, die haben sicher mehr Platz. Ich bin gerade am wegnicken (traue mich nicht, meinen Arm zu bewegen, Kind Nr. 1 liegt halb drauf und ich bin froh, dass es schläft). Da spüre ich zwei kleine Füße in meinem Rücken. Meinen rechten Arm hingegen spüre ich nicht mehr, eingeschlafen oder gar schon abgestorben? Ich liege in einer Pose, welche die Cirque de Soleil Tänzer sicher gut kennen. Drehe mich in Zeitlupe, schiebe die Füße weg. Höre hinter mir einen tasmanischen Beutelteufel knurren, streck schnell meinen Arm wieder hin: Ruhe. Versuche Schafe zu zählen, geht nicht. Versuche es auch mit Tragetüchern,

Lamas und Automarken. Nicke erneut leicht weg, auf einmal sire-
nenartiges Geheul von links. »MAMAAAAAAAA! ... ICH MUSS PIPI
SOOOOOFOAAAAAT!« Usain Bolt wäre stolz auf mich gewesen, mit
Kind auf dem Arm in Lichtgeschwindigkeit auf die Klobrille. Mit
Panik in den Augen Bett im Dunkeln abgetastet, alles trocken. Puls
ca. 230.

Als mein Puls sich wieder normalisiert hat, krallt sich auf einmal
eine kleine Faust mit großer Willensstärke in meine Haare. GNRGH!
Bloß nicht aufschreien! Genau wie beim nächtlichen Legosteintre-
ten im Kinderzimmer. Haare befreit, und endlich ist es gut. Groß
und Klein kuscheln sich an mich und lassen mir großzügig meine
30 cm.

Dann auf einmal aufbäumen von rechts, ich liege bereits auf dem
Bauch und krieg's erst gar nicht mit. KNACK. Kind liegt auf meinem
Rücken, gräbt alles, was geht, zwischen meine Wirbel, aber 8 kg
sind noch auszuhalten, fast wie eine Massage. Ich wage kaum zu
atmen. Geht sowieso kaum.

Kind schmeißt sich wieder vom Rücken runter, liegt mit mir nun
Nase an Nase und wuschelt in meinen Haaren rum. Ich rieche Kä-
sekuchen und Zucker und schlafe lächelnd ein.

»UND?! Sag schon, wie ist es?!«

»Toll ist es, ich kann dir nur dazu raten.«

Familienbett

In einem normalen Bett kann es schnell recht eng werden, wenn
die Kinder mit dabei liegen. Eine gute Alternative ist dann ein rich-
tiges Familienbett. Das sind Betten in Übergröße. Viele Eltern
bauen sich einfach einen Bettrahmen, in den drei oder gar vier
Lattenroste reinpassen. Das ist gar nicht so schwer und im Internet kann man Bauanleitungen dafür finden. Wenn man nicht
selbst bauen will, kann man auch in einer Schreinerei ein Familienbett in Auftrag geben oder die entsprechenden Anbieter übers
Internet suchen.

Privatsache

Offensichtlich ist Schlafen absolute Privatsache. Man schläft privat in einem extra dafür geschaffenen Zimmer, und sehen darf das niemand, höchstens vielleicht sehr vertraute Personen. Schlafen tut man normalerweise unter Ausschluss der Öffentlichkeit.

Schlafen ist geheim und geheimnisvoll. Deshalb wissen wir auch nicht, wie der andere schläft. Wie schläft Ihr Nachbar? Wie schläft Ihr Chef? Ich bin sicher, Sie haben das noch nie gesehen. In der Folge wissen Sie auch nicht, wie die freundliche Mutter und ihre Kinder von nebenan schlafen. Als »Nicht-Eltern« hat man keine Ahnung vom Kinderschlaf. Man denkt, dass Kinder doch dauernd und ewig schlafen. Darauf, dass Kinder meistens doch nicht so toll schlafen und dass auch Eltern meistens nicht mehr so toll schlafen, ist man nicht vorbereitet. Früher gab es größere Familien und weniger Wohnraum. Da hat man vielleicht mal ein anderes Kind aufwachsen sehen und sein Schlafverhalten beobachten können, aber heute ist das eher selten möglich.

Wenn Eltern ein Kind haben, das schlecht einschläft oder partout nicht durchschläft und vielleicht schon nach den ersten zwei Stunden Schlaf zum ersten Mal aufwacht, laden sie um diese Zeit normalerweise keinen Besuch ein. Keiner sieht also, wie der Abend abläuft. Genauso erzählen die meisten Eltern nix davon. Sie haben Angst, belächelt zu werden, wenn andere hören, was sie alles veranstalten müssen, damit ihr Kind schläft. Wenn man Statistiken aus anonymen Befragungen betrachtet, stellt man schnell fest, dass Durchschlafen die Ausnahme und nicht die Regel ist. Wenn man aber hört, was andere Eltern so erzählen, bekommt man den Eindruck, dass die meisten Kinder durchschlafen. Woran liegt das? Die Eltern, deren Kinder zehn Mal in der

Nacht an der Brust nuckeln, haben das Gefühl, dass bei ihnen etwas nicht stimmt und sie irgendwas falsch machen. Deshalb schweigen sie bei diesem Thema. Die Eltern, deren Kinder gut schlafen, sind stolz und berichten von ihrem braven Kind. Wenn man aber das vertraute Gespräch mit den Eltern schlecht schlafender Kinder sucht, kommt mit zunehmendem Vertrauen ans Tageslicht, wie »schlimm« es bei ihnen wirklich ist. Dass Kinder mit im Bett schlafen, dass sie bis zu zehn Mal an der Brust trinken, dass sie nachts auf einmal hellwach sind, all das ist nicht außergewöhnlich. Wenn man aber jetzt jemandem ohne Kinder oder jemandem mit einem super schlafenden Kind erzählt, dass das eigene Kind alle ein bis zwei Stunden wach wird und beruhigt werden muss, kann man sicher sein, komisch angeguckt zu werden.

Aus diesem Grund sind junge Eltern auch nicht auf die Schlaflosigkeit vorbereitet. Sie wissen einfach nicht, was sie erwartet. Sie kennen schlafende Kinder aus dem Fernsehen oder der Werbung. Da kommt es nicht vor, dass das Kind die Nacht zum Tag macht. Dann schauen sie sich während der Schwangerschaft bei Babyausstattern um und finden die schönsten Babyschlafzimmer. Das Zimmer wird eingerichtet, und man stellt sich vor, wie schön das Baby dort schlafen wird. Man selbst ist ganz begeistert von dem niedlichen Bettchen und den

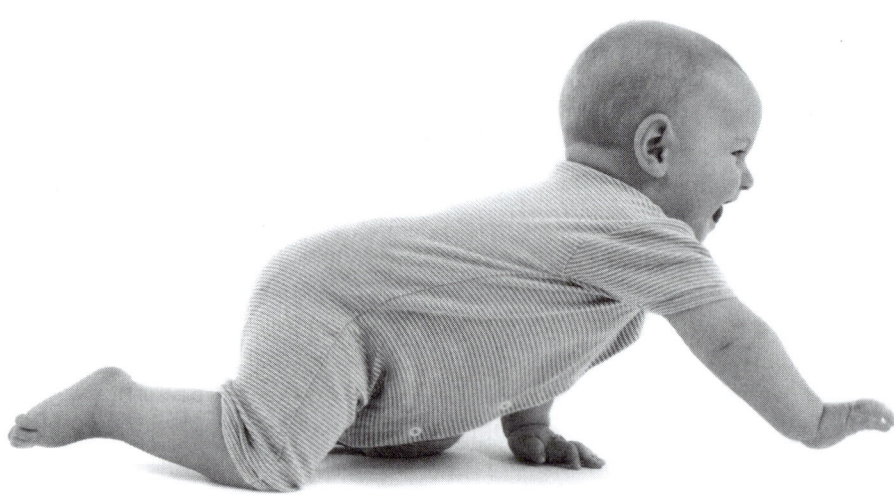

weichen, kuscheligen Materialien und würde am liebsten selbst dort schlafen. Wenn das Baby die Sache dann ganz anders sieht, sind die meisten Eltern überrascht und auch enttäuscht. Ihre Vorstellung und die Realität stimmen nicht überein. Es kam anders, als sie dachten. Statt nun festzustellen, dass man unrealistische Erwartungen hatte, denkt man, irgendwas stimmt bei uns nicht. Besser, wir sagen niemandem, was bei uns los ist. Sollen die doch selber sehen, wenn sie eigene Kinder bekommen.

Fallbeispiel

Beim offenen Babytreff kommt mal wieder das Thema Schlaf zur Sprache. Eine dreifache Mutter erzählt, dass ihre Kinder allesamt hervorragende Schläfer seien. Sie glaube schon, dass das an der Erziehung liege. Bestimmt machten die anderen irgendwas falsch. Eine andere Mutter wirft ein, dass sie das bisher auch immer geglaubt habe. Schließlich war ihr erstes Kind ein super Schläfer. Ihr zweites Kind dagegen schlafe miserabel. Obwohl sie nichts anders gemacht habe.

Beim Abschied streicht die Mutter dreier super Schläfer meinem Sohn über die Wange. Dieser fängt gleich an zu weinen. »Manchmal fremdelt er ziemlich, besonders wenn er müde ist«, erkläre ich ihr. »Na ja, das kann man ja verstehen. Wir haben schließlich auch unsere Launen. Je nachdem, wie die Nacht war«, sagt sie darauf. »Hä?«, denke ich mir. »Habe ich da gerade richtig gehört? Ich dachte, ihre Kinder schlafen alle immer prima.« Da sieht man's mal wieder. Außenstehende erfahren nur die halbe Wahrheit, wenn überhaupt.

Böser Gruselschlaf

»Die Ruhe eines Schlafenden hat etwas Unheimliches an sich. Im Schlaf ist man schutzlos den Gefahren der Umwelt ausgeliefert. Wird man aus diesem geheimnisvollen Zustand wieder erwachen?« (Brobély 1984). Schlafen und Totsein scheinen irgendwie ähnlich. So heißt es auch, man sei sanft entschlafen, wenn man friedlich stirbt. In unserem Kulturkreis scheint der Übergang vom Wach- in den Schlafzustand immer auch irgendwie mit der Frage danach verknüpft zu sein, ob man denn auch wieder aufwachen wird. »›Ich liege und schlafe und erwache; denn der Herr hält mich‹ heißt es im 3. Psalm. Der Gläubige kann ruhig und ohne Furcht schlafen, denn er weiß, daß der Herr wach ist. ›Siehe, der Hüter Israels schläft und schlummert nicht. Der Herr behütet dich‹ (Psalm 121,4.5)« (Brobély 1984).

Aber auch in einem beliebten Kinderlied heißt es, dass man am nächsten Tag nur erwache, »so Gott will«. Auch »[d]er bekannte Reim ›Nun lege ich mich schlafen‹ endet mit Todesgedanken. ›Wenn ich sterbe, bevor ich erwache, so bitte ich den Herrn, meine Seele zu nehmen‹« (Sears 2001; 156). Wer will da noch schlafen? Dazu müsste man schon ziemlich müde, nämlich lebensmüde oder wenigstens todmüde sein. Ganz offensichtlich herrscht in unserem kollektiven Unterbewussten, dem psychischen Erbe der Menschheitsgeschichte (C. G. Jung), die Vorstellung, dass Schlafen irgendwie gruselig und gefährlich ist. Es könnte ja sein, dass man nicht mehr aufwacht. Auch die ständigen Warnungen vor dem plötzlichen Kindstod, ein realistisch betrachtet doch ziemlich seltenes Phänomen, legen diese Vermutung nahe. Eigentlich haben wir doch alle irgendwie ein bisschen Angst vorm Schlafen. Nachts kommen die Monster unter den Betten hervor, man gleitet in die Welt der Schatten und das Geheul der Werwölfe ist in der Ferne zu hören. Die Vampire erwachen zum Leben, Diebe und Mörder schreiten im Schutze der Dunkelheit zur Tat … Uff, nachts ist es ganz schön gefährlich. Aber wir haben nicht nur Angst vorm Schlafen. Wir haben auch Angst, zu schlafen. Schlafen an sich ist schon böse. Die calvinistische Arbeitsethik verteufelt Faulheit und somit auch das Schlafen. Zeitvergeudung ist die schlimmste Sünde und Arbeit ist der von Gott vorgeschriebene Selbstzweck des Lebens. Menschliches Handeln muss nützlich sein und wirtschaftlichen Erfolg erzielen. Schlafen darf man höchstens zur Regeneration, um danach wieder volle Leistung zu bringen. Diese Arbeits- und Wirtschaftsethik ist nach Max Weber eine wesentliche Grundlage für die industrielle Revolution und den modernen Kapitalismus. Und ganz offensichtlich saugen die Kinder sie schon mit der Muttermilch in sich auf. Was auch gut so ist.

Wo kämen wir sonst hin, wenn schon die Kleinsten den Genuss der Faulheit und das Schlafen als Selbstzweck entdecken würden? Wenn sie sich auf andere Dinge als auf Arbeit, Fleiß und Erfolg konzentrieren würden? Ganz bestimmt nicht an die Spitze der führenden Industrienationen. Also, was wollen wir denn? Wir können doch froh sein, wenn wir mit einem Kind gesegnet sind, das sich weigert zu schlafen. Immerhin ist es dann schon mal kein Faulenzer.

Das war schon immer so

Wenn man ein Kind hat, das nicht durchschläft, bekommt man schnell den Rat, es einfach schreien zu lassen. Es müsse alleine einschlafen lernen. Das habe man schon immer so gemacht und da hat noch keiner Schaden dran genommen. Aber hat man das wirklich schon immer so gemacht? Wohl eher kaum.

Die Idee, dass Kinder alleine in ihren Betten schlafen müssen, ist doch wohl eher ziemlich neu. Früher gab es überhaupt nur in den seltensten Fällen so viel Platz in den Häusern, dass alle Kinder ein eigenes Bett oder gar ein eigenes Zimmer bekommen konnten. Oft gab es nur eine Wohnküche und eine Schlafstube für alle. In einem Bericht über bretonische Bauern im 19. Jahrhundert wird sogar beschrieben, dass alle Familienmitglieder und Bedienstete in einem einzigen großen Bett schliefen (vgl. Brobély 1984). Stellen Sie sich mal vor, Sie würden mit Ihrem Chef in einem Bett schlafen (wir reden hier nicht von Beischlaf!).

Sogar durchreisenden Besuchern wurde ebenfalls ein Platz im gemeinsamen Bett angeboten. Heutzutage wäre das schon ziemlich merkwürdig. Aber auch heute noch ist es in vielen Kulturen üblich, mit mehreren Personen gemeinsam zu schlafen. Fast überall ist es die Regel, dass kleine Babys bei ihren Müttern schlafen. Nur in den westlichen Ländern ist es normal, alleine oder mit dem Partner zusammen zu schlafen. Kinder schlafen in ihren eigenen Betten und normalerweise auch in ihren eigenen Zimmern. Dieses Schlafverhalten hat sich aber erst in jüngster Zeit, nach bzw. während des Zweiten Weltkriegs, etabliert.

»In früheren Zeiten war aber nicht nur der Schlafort, sondern auch die Schlafzeit weniger starr festgelegt als heute. Gleichmann weist auf

Abbildungen aus dem ausgehenden Mittelalter – beispielsweise auf Gemälde der flämischen Schule – hin, auf denen häufig Menschen zu sehen sind, die tagsüber neben Häusern, an Wegen oder auf Feldern schlafen. Noch heute zeigen sich Reisende in Ländern wie Indien beeindruckt von den vielen Menschen, die tagsüber schlafend im Freien zu sehen sind. In Europa verbreitete sich immer mehr die Auffassung, daß sowohl zu gewissen Tageszeiten als auch an gewissen Orten nicht geschlafen werden sollte. So wird zum Beispiel das Schlafen auf Straßen und anderen öffentlichen Orten als ordnungsstörend empfunden, und der Schläfer muß gewärtigen, daß er mit der Polizei in Konflikt gerät« (Brobély 1984).

Geht man in der Menschheitsgeschichte sogar noch weiter zurück, stellt man fest, dass nicht nur alleine zu einer bestimmten Zeit zu schlafen recht neu ist, sondern auch das Durchschlafen. In der freien Wildbahn ist der Mensch sehr verletzlich. Er hat keine Krallen und keine Reißzähne, er ist langsam und nackt. Nur sein wacher Geist konnte ihm einen Selektionsvorteil verschaffen. »Das Feuer nicht ausgehen zu lassen, aufzupassen und andere überlebenswichtige Tätigkeiten gestatteten es unseren Vorfahren sicher nicht, mehrere Stunden am Stück »bewusstlos« zu sein. Ihre Nacht wurde mehrmals durch aktive Momente unterbrochen und selbst heutzutage schlafen primitive Völker auch nachts in mehreren kurzen Schlafabschnitten hintereinander« (Brobély 1984). Bevölkerungsgruppen, die der Natur noch am nächsten sind, schlafen nachts nicht an einem Stück durch, sondern unterbrechen ihren Schlaf aktiv.

Es scheint also so zu sein, dass sowohl das Alleine-Schlafen als auch zu festgelegten Zeiten zu schlafen und sogar das Durchschlafen dem Menschen nicht angeboren ist, sondern von kulturellen Einflussfaktoren abhängt. Es muss also nicht so sein, sondern es kann so oder auch ganz anders sein. Vor allem, wenn man bedenkt, dass sich die Gene des Menschen im Laufe der Menschheitsgeschichte kaum verändert haben, die Kultur hingegen schon. Die genetische Evolution ist also viel langsamer als die kulturelle. Natürlich ist es in unserer zivilisierten Welt von Vorteil, wenn man sich einfach an die Konventionen hält und nachts schläft und tags wach ist. Sonst wird es etwas schwer an dem gesellschaftlichen Leben teilzunehmen. Schichtarbeiter können ein Lied davon singen. Spätestens wenn man in den Kindergarten, in die Schule oder zur Arbeit geht, wäre es sinnvoll, wenn man sich ein Schlafverhalten angewöhnt hat, das der Norm entspricht. Aber offensichtlich hat das etwas damit zu tun, dass man eine bestimmte gesellschaftliche Vorgabe übernimmt. Wenn ein Baby also nachts mehrmals aufwacht, hat das höchstwahrscheinlich etwas damit zu tun, dass es noch nicht gelernt hat, sich den gesellschaftlichen Normen entsprechend zu verhalten und nicht damit, dass es eine Schlafstörung hat. Seine Höhlenbewohner-Gene haben noch die Oberhand. Die Schlafforschung findet allerdings in Laboren statt, deren Bedingungen den westlichen Vorstellungen von Schlafen entsprechen und liefern die entsprechenden Ergebnisse.

Wenn man das Durchschlafen im eigenen Bett von acht Uhr abends bis acht Uhr morgens für Kinder als normal voraussetzt, haben Kinder, die eine Einschlafhilfe brauchen natürlich ein Problem. Wenn man aber das gemeinsame Schlafen und das mehrmalige Aufwachen in der Nacht zur Norm erhebt, sieht die Sache schon ganz anders aus. Das Problem ist also nicht das Baby, sondern die Welt der Vorstellungen und Erwartungen, in die es hineingeboren ist. Wenn unser Baby also einfach nicht lernen will durchzuschlafen, können wir statt einem Schlaflernprogramm auch einen Umzug in Erwägung ziehen. Wir könnten uns irgendwelchen Naturvölkern anschließen und entsprächen somit von heute auf morgen der gesellschaftlichen Norm. Das ist allerdings nur für Leute empfehlenswert, die einen zwanghaften Wunsch nach Anpassung haben. Alle anderen können versuchen, an ihrer Einstellung zu arbeiten.

Die Eltern meines Mannes haben ein kleines Ferienhäuschen an der Südwestküste der Türkei. Eines Tages kam die Idee auf, dass wir doch alle dort mal Urlaub machen könnten. Alle wären damals mein Mann und seine drei Geschwister plus Ehefrauen und insgesamt vier Kinder sowie die Eltern meines Mannes gewesen. Also insgesamt acht Erwachsene und vier Kinder. Alle hielten diese Idee für einen guten Einfall, schließlich wären dann endlich mal wieder alle beisammen.

Nun muss man bedenken, dass das Ferienhäuschen meiner Schwiegereltern nicht gerade sehr groß ist. Genau genommen besteht es nur aus zwei Zimmern. Wir hätten also alle mehr oder weniger gemeinsam schlafen müssen. Außer mir scheint das aber keinen abgeschreckt zu haben. Ich jedoch, die als Einzige in Deutschland aufgewachsen ist und dort sozialisiert wurde, hatte schon einige Vorbehalte und das, obwohl die Geschwister meines Mannes alle sehr nett sind. Nach einem tollen Urlaub sah das für mich aber nicht gerade aus. Der Rest hingegen, alle in der Türkei aufgewachsen, war begeistert. Scheinbar fühlen sie sich nicht voneinander gestört.

Die Geschwister von meinem Stiefvater hingegen sehen die Sache offensichtlich etwas anders. Meine Mutter hat noch mal geheiratet. Einen Amerikaner. Zur Hochzeit kamen seine Schwestern und seine Eltern nach Deutschland. Fünf Erwachsene und zwei Kinder. Dass sie bei meiner Mutter, ihrem neuen Mann und meinem Bruder einquartiert werden, stand gar nicht erst zur Debatte. Obwohl das gerade mal bedeutet hätte, acht Erwachsene und zwei Kinder in einer Vierzimmerwohnung unterzubringen. Das hätte aber alle Beteiligten ziemlich gestört.

Mama ist ein Mensch

Man ist ja nicht nur und ausschließlich Mama oder Papa. Nein. Man ist auch noch ein Mensch. Nicht, dass Mamas und Papas keine Menschen wären, aber ich meine, es gibt neben der Mama auch noch den Rest Mensch, der keine Mama, sondern ein eigenständiger Mensch ist beziehungsweise sein will. Mamas wären auch noch gerne Arbeitnehmerinnen, Chefs, Künstler, Partner oder Sportler oder was auch immer. Schließlich leben wir in der großen Welt der Möglichkeiten. Wir können alles sein und werden und haben jeden Tag aufs Neue die Wahl.

Denken wir zumindest oder dachten wir zumindest, bevor wir Eltern wurden. Als Eltern hat man natürlich auch noch die Wahl: Nehme ich die Windeln in der grünen oder die in der blauen Packung, stille ich oder nicht, gehe ich zum PEKIP oder zum Babyschwimmen. Wenn man vorher allerdings mitten im Leben stand, eine verantwortungsvolle berufliche Tätigkeit und viele Hobbys und Interessen hatte, erscheinen diese Wahlmöglichkeiten doch eher banal. Manche Mütter lösen diesen Konflikt, indem sie die Mutterschaft professionalisieren und verwissenschaftlichen. Das sind dann die Supermamis, die man immer fragen kann, wie ein bestimmtes Babyprodukt bei Stiftung Warentest abgeschnitten hat, und denen man ungern auf dem Spielplatz begegnet, es sei denn, man möchte kostenlose Erziehungstipps. Die meisten Mütter möchten aber früher oder später doch wieder ihr eigenes Leben zurück. Aber was ist denn das eigene Leben? Man stellt sich darunter ein Leben vor, in dem man sich selbst verwirklicht und das tut, was man gerne tut und bestenfalls auch noch gut kann. In den seltensten Fällen ist das Hausfrau und Mutter sein. Kleine Mädchen träumen davon Tierärztin, Polizistin oder vielleicht noch Krankenschwester zu werden. Keine will Putzfrau oder Kindermädchen werden. Aber irgendwie läuft es am Ende doch darauf hinaus, wenn man Kinder bekommt. Bis vor Kurzem war es noch so, dass Mädchen noch nicht mal eine gute Schulbildung bekamen, geschweige denn einen guten Beruf lernen durften, da man davon ausging, dass sie so und so Mütter werden würden und dass dann alles vergebliche Liebesmüh gewesen sei. Mütter blieben zu Hause und widmeten sich voll und ganz der Familie.

Das ist zum Glück heute nicht mehr so. Allerdings scheinen die Babys das noch nicht mitbekommen zu haben. Babys wollen am liebsten 24-Stunden-Mütter oder wenigstens 24-Stunden-Väter. Auf jeden Fall wollen sie auch heute noch eine Bezugsperson, die immer für sie da ist. Zwar haben sich die gesellschaftlichen Rahmenbedingungen geändert, die Bedürfnisse der Kinder aber nicht. Leider. Wenn das Baby mitmachen würde, sähe der perfekte Tag einer Superfrau folgendermaßen aus. Von 23:00 Uhr bis um 07:00 Uhr wäre sie alleinstehend. Da würde sie dann nämlich in Ruhe schlafen. Zwischen 7:00 und 9:00 Uhr wäre sie Supermama. Von 9:00 bis 17:00 Uhr wäre sie eine erfolgreiche, geschätzte und gut verdienende Arbeitnehmerin. Von 17:00 Uhr bis 21:00 Uhr wäre sie wieder Supermami und die letzten zwei Stunden des Tages, bevor sie ins Bett ginge, wäre sie dann abwechselnd die sexy Ehefrau oder die Intellektuelle, die sich für Literatur interessiert. Die Wohnung wäre immer perfekt gepflegt, die Frau stets super sexy, der Einkauf wäre erledigt und das Essen gekocht, der Theaterbesuch organisiert und der Internetauftritt perfekt. Das wäre gelungenes Selbstmanagement. Das wäre die Umsetzung des Slogans »Entwirf dich selbst« in Reinform. Das könnte mir auch gefallen. Nur leider ist mein Sohn von morgens bis abends und sogar auch noch in der Nacht einfach nur mein Baby. Andere Selbstentwürfe scheint er nicht zu haben. Und da gehen die Probleme los. Das Leben könnte ja so einfach und konfliktfrei sein, wenn die Babys sich wenigstens mal ein bisschen bemühen würden. Aber nein. Alle Mühen müssen die Eltern aufwenden. Aber auch die sind ziemlich stur. Wenn man mal überlegt, dass Babys und Kleinkinder durchschnittlich 14 Stunden schlafen, fragt man sich, wieso Eltern an Schlafmangel leiden können. Sie könnten dann doch theoretisch auch schlafen. Aber was machen die? Keine Ahnung. Was machen die eigentlich? Wahrscheinlich wichtigere Dinge als schlafen. Die wollen nämlich ihren Zeitplan einhalten und von 23:00 Uhr bis 07:00 Uhr schlafen und ansonsten auch noch ein bisschen freie Zeit für sich haben. Das Kind soll abends schnell ins Bett, damit man noch einen Film anschauen oder lesen kann. Mit so was hat die Evolution aber nicht gerechnet. Die Brutpflege und die möglichst weite Streuung des Erbguts sollten eigentlich unser Bedürfnis Nummer eins sein.

Dass es Leute gibt, die sogar zugunsten ihrer Selbstverwirklichung keine Kinder bekommen, ist evolutionär gesehen großer Blödsinn. Aber die gibt es, und genauso gibt es Eltern, die sich trotz Kindern noch selbst verwirklichen wollen. Auch das ist evolutionär gesehen Blödsinn. Der eigentliche Plan lautet: Gene streuen, Brut am Leben halten, fertig. Aber so beschränkt wollen heute doch die wenigsten Eltern leben. Man erwartet da doch noch ein bisschen mehr. Man erwartet aber nicht nur mehr, sondern auch weniger. Nämlich weniger Selbstaufopferung, weniger Wir und mehr Ich. Eben sein eigenes Leben. Babys hingegen haben kein eigenes Leben. Sie haben nur ein soziales Leben und da liegt das eigentliche Problem. Babys passen nicht zu unserem Leben, obwohl wir sie über alles lieben und sie trotz allem bekommen. Im Endeffekt sieht dabei einer immer alt aus, entweder die Babys oder die Eltern oder beide. Und daran hat wahrscheinlich keiner Schuld. Na ja, zumindest nicht so richtig. Also Augen zu und durch. Irgendwann sind die Kleinen groß und gehen weg, wir werden unsere Ruhe haben, und auch das wird uns nicht recht sein, denn irgendwie passen wir vielleicht selbst nicht so richtig zu uns. Schließlich waren wir alle einmal Babys.

Die reine Vernunft
oder Eltern im Machbarkeitswahn

Stellen Sie sich mal vor, ich würde Ihnen erzählen, dass Ihr Kind deshalb so schlecht schläft, weil es von einem Geist beherrscht wird, der es nachts quält. Oder dass Ihr Kind auch nachts so ein waches Wesen hat, weil es von Gott für etwas Besonderes auserwählt wurde, es sei zum Beispiel der nächste Dalai Lama. Oder ich würde behaupten, Sie wären in Ihrem früheren Leben so faul gewesen, dass Sie jetzt mit einem Kind gestraft werden, das Sie nicht schlafen lässt. Wahrscheinlich würden Sie mich für verrückt erklären. Zumindest hätten Sie starke Zweifel an der Richtigkeit meiner Theorie. Selbst wenn ich auf Ihre nächtlichen Probleme keinen anderen Rat wüsste, als zu sagen, das ist halt so, da kann man nichts machen. Selbst dann würden Sie mich nicht mehr so ganz ernst nehmen. Da muss man doch was machen können, würden Sie denken. Man kann immer und überall was machen.

So denken wir halt, schließlich sind wir alle Kinder unserer Zeit. Alles ist machbar und fast alles, was man machen kann, wird auch gemacht. Wenn man aber dann doch mal was nicht machen kann, zum Beispiel einen Todkranken heilen, hadert man doch sehr damit. Man will sich damit einfach nicht abfinden. Die Wissenschaft und die Technik müssen doch irgendeine Lösung haben. Wenn man nur den besten Arzt finden würde ... Das »Das ist halt so« wurde abgeschafft. Es gibt kein Schicksal mehr. Mensch macht, was er will. Mittels seiner Vernunft herrscht der Mensch über die Natur, über sich selbst und über andere Menschen. Alles ist berechenbar und somit beherrschbar. Zumindest scheint es so. Wo man sich früher damit abfand, dass es im Winter halt kalt ist und dass man seine Höhle nur so lange heizen kann, wie man Holz hat, hat man heute Atomkraftwerke. Werke der Vernunft, Werke der Herrschaft des Menschen über die Natur. Allerdings nur, solange man sich eben nicht verrechnet hat, wenn so ein Atomkraftwerk mal in die Luft geht, hilft Berechnen auch nicht weiter. Aber zunächst einmal scheint es doch vernünftig, von seiner Vernunft Gebrauch zu machen. Warum sollte man nicht tun, was man kann? Warum soll ich keinen Strom nutzen, obwohl ich weiß, wie das geht?

Wie geht das eigentlich? Ehrlich gesagt keine Ahnung. Ich stecke immer den Stecker in die Steckdose und bisher hat das auch geklappt. Aber wie ein Atomkraftwerk so genau funktioniert? Keine Ahnung. Wenn ich aber wollte, dann könnte ich es wissen. Und das ist die Religion unserer Zeit. Wir haben keine Ahnung, wie die Dinge funktionieren, die wir tagtäglich gebrauchen. Oder wissen Sie, wie das Internet funktioniert oder wie Ihr Auto das macht, dass es fährt und nicht nur fährt, sondern Ihnen sogar auch noch sagt, wohin Sie fahren sollen? Wahrscheinlich nicht und dennoch glauben wir, theoretisch alles wissen zu können, wenn wir uns nur bemühen. Wir glauben, »dass man vielmehr alle Dinge – im Prinzip – durch Berechnen beherrschen könne. Das aber bedeutet: die Entzauberung der Welt« (Weber 1994, S. 9). Es gibt keinen Zauber und keine Magie mehr. Es gibt keine geheimen und unberechenbaren Mächte mehr. Der Zauber und die Magie des Moments weichen technischen Mitteln und Berechnung. Aber wohnt nicht jedem Anfang ein Zauber inne und ist nicht jedes Baby ein Anfang? Und wieso verdammt noch mal habe ich noch Schnupfen, wenn man doch alles beherrschen kann? Und wieso schläft mein Sohn immer noch nicht durch? Kann man da nicht mal was machen? Vielleicht nicht. Vielleicht müssen wir uns einfach damit abfinden. Und das wäre hart. Sowohl nach innen als auch nach außen.

Nicht nur wir denken ja, dass man eigentlich alles durch Berechnen beherrschen kann, sondern jeder andere auch. »Wie? Ihr Kind schläft nicht durch? Wieso macht ihr da nicht mal was?« Die Welt, die Natur, der Mensch, alles lässt sich beherrschen. Und wenn nicht, könnte sich ja wenigstens das Kind mal beherrschen. Aber vielleicht kann man da ja auch wirklich was machen. Schließlich versprechen die Schlaflernprogramme, dass das machbar sei. Wir müssen nur wissen, wie das Kind im Allgemeinen und sein Schlaf im Speziellen funktionieren. Wir tauschen das individuelle Kind gegen das objektive Kind und lernen durch Berechnung, wie wir es beherrschen können. Wir wissen, was wir machen müssen. Also wird's auch gemacht. Projekt Kind ist in Arbeit. Das Kind wird Musiker, Genie, Fußballstar und eben auch ein guter Schläfer. Abgemacht, so wird's gemacht. Und wehe da läuft was schief! Dann heißt es gleich: Wieso habt ihr denn da nicht mal was gemacht? Hättet ihr ja schließlich gekonnt. Aber hätten wir es auch gedurft? Darf man alles machen, nur weil man es kann und es vielleicht sogar funktioniert? Darf der Einsatz von Vernunft grenzenlos sein? Dürfen wir unsere Kinder so enttäuschen, dürfen wir sie ewig schreien lassen, dürfen sie sich so verlassen fühlen, dürfen wir so gegen unsere Natur gehen nur, weil es vernünftig ist? Wäre nicht eigentlich eine Lösung jenseits von Beherrschen und Unterwerfen eine vernünftigere Lösung? Ist nicht auch Menschlichkeit an Vernunft gebunden? Also werdet endlich vernünftig, bis eure Kinder auch Vernunft annehmen und endlich durchschlafen. Das wäre sicher das Vernünftigste.

Fallbeispiel

Eine befreundete Familie ließ ihren Sohn über zwei Jahre lang im gemeinsamen Bett schlafen. Jeder prophezeite ihnen, dass sie den da auch so schnell nicht mehr rauskriegen. Der hätte sich daran gewöhnt und würde seinen Willen durchsetzen. Da hätte man schon mal früher was machen müssen. Nun ist diese Familie aber umgezogen, und als sie im neuen Haus das Kinderzimmer einrichteten und dort auch ein Bett aufbauten, fragte ihr Sohn, ob er in Zukunft dort schlafen könne. Die Eltern hatten natürlich überhaupt nichts dagegen einzuwenden und so wurde es fortan so gemacht. Ganz ohne Probleme und ohne dass jemand was gemacht hätte. Na ja, abgesehen von einem kleinen Umzug ...

Solange du deine Füße
unter meinen Tisch stellst …

Solange du deine Füße unter meinen Tisch stellst, wird gemacht, was ich sage! Basta! Keine Diskussion. Sonst gibt's was auf die Löffel. So oder so ähnlich könnte Kindererziehung aussehen. Das wäre dann die gute, alte autoritäre Methode Rohrstock. Dieser Erziehungsstil hat sich bewährt und er hat sogar dazu beigetragen, dass das Dritte Reich fast die Weltherrschaft erlangt hätte. Allerdings nur fast und allerdings mit einigen katastrophalen Nebenwirkungen. Aber immerhin. Immerhin ist das eine Methode, alle Menschen nach seiner Pfeife tanzen zu lassen. Und das ist unglaublich praktisch. Aber nicht ganz zeitgemäß. Heute sind wir doch lieber demokratisch.

Wir erziehen demokratisch und bedürfnisorientiert. Zumindest wenn wir uns für gebildet und aufgeklärt halten. Aber nicht nur in den Familien wird sich sowohl an unserer Staatsform als auch an den Bedürfnissen der Kinder orientiert, nein, sogar in den Stätten staatlicher Kinderbetreuung wird dieser Erziehungsstil vertreten. Und das ist erstaunlich. Gut, das ist natürlich ein Erbe der Nachkriegsgeneration, der wilden 68er, und was in denen so vorging, weiß ja keiner so genau. Oder kann mir mal irgendjemand erklären, wieso die sich bei einem Open-Air-Konzert, das bei offensichtlich extrem miesen Bodenverhältnissen abgehalten wurde, im Schlamm gewälzt haben und das dann sogar so gut fanden, dass sie heute noch, immerhin etwa 40 Jahre später, Woodstock-Revival-Partys feiern? Wahrscheinlich nicht und wahrscheinlich weiß deshalb auch keiner mehr, wieso die damals die Erziehung revolutioniert haben. Eigentlich war der autoritäre Erziehungsstil doch total praktisch. Die Eltern mussten nicht ewig diskutieren und der Staat bekam brave Bürger, die nicht aufmuckten und bestenfalls noch nicht mal selber dachten. Toll. Die kann man dann wahlweise in den Krieg oder in die Fabriken schicken. Aber das haben uns die 68er versaut. Ist aber eigentlich auch nicht so schlimm. Genau genommen brauchen wir ja gar nicht mehr so viele Soldaten und auch nicht so viele Fabrikarbeiter. Vielleicht haben das die 68er ja vorausgesehen und quasi aus ökonomischen Gründen für eine Wende in der Kindererziehung plädiert. Könnte sein. Auf jeden Fall ist heute Bedürfnisorientierung in der Kindererziehung angesagt.

Das heißt, mal ganz grob gesagt, dass man sich am Entwicklungsstand der Kinder und an ihren aktuellen Bedürfnissen orientiert. Ich gebe also einem Dreijährigen, der in seiner Entwicklung etwas zurück ist kein Spielzeug, mit dem er nix anfangen kann, nur weil draufsteht, dass das für Dreijährige sei. Ich mache auch keine Konzentrationsspiele mit Kindern, die gerade sechs Stunden in der Schule gesessen haben, sondern lasse sie lieber ein bisschen toben. Wäre man autoritär, würde man den Dreijährigen schimpfen, wenn er zum Beispiel das Puzzle, das man für ihn ausgesucht hat, nicht hinkriegt, und bei den Konzentrationsspielen würde man die störenden Kinder vor die Tür schicken. Bedürfnisorientierung heißt aber auch Stillen nach Bedarf und nicht nach Zeitplan, Kinder trösten, wenn sie weinen und nicht, sie schreien zu lassen nur aus Angst davor, von ihnen manipuliert zu werden, ihnen die Nähe zu geben, die sie brauchen und nicht sich distanziert zu verhalten.

Jetzt scheint es aber so zu sein, dass der demokratische, bedürfnisorientierte Erziehungsstil seinen Zenit erreicht hat und langsam eine Wende eingeleitet wird. Spätestens seit in den Medien immer wieder Fälle von prügelnden, gewaltbereiten Jugendlichen auftauchen, wird der Schrei nach dem guten alten autoritären Erziehungsstil immer lauter. Bücher wie »Jedes Kind kann Regeln lernen« und »Warum unsere Kinder Tyrannen werden« haben Hochkonjunktur. Und genau in dasselbe Horn blasen die Autoren der gesamten »Schlaflernliteratur«. Man will die scheinbar außer Rand und Band geratenen Kinder in ihre Schranken verweisen, ihnen endlich mal zeigen, wo der Hammer hängt. Aber auch hier fragt man sich, wie schon bei den 68ern, warum? Vielleicht brauchen wir demnächst wieder mehr Fabrikarbeiter oder gar Soldaten? Vielleicht sind Pädagogen ja immer ihrer Zeit ein bisschen voraus. Biologisch gesehen wäre das ja sinnvoll. Pädagogen haben vielleicht einen Instinkt dafür, welcher Schlag Menschen gerade dann gebraucht wird, wenn ihre Erziehungsobjekte groß sind. Das wäre geradezu ein evolutionärer Geniestreich. In dreißig Jahren brauchen wir jede Menge Deppen, die sich um unseren Atommüll kümmern, lass uns die Kinder unterbuttern und sie hörig machen, das sagt mir mein Pädagogeninstinkt.

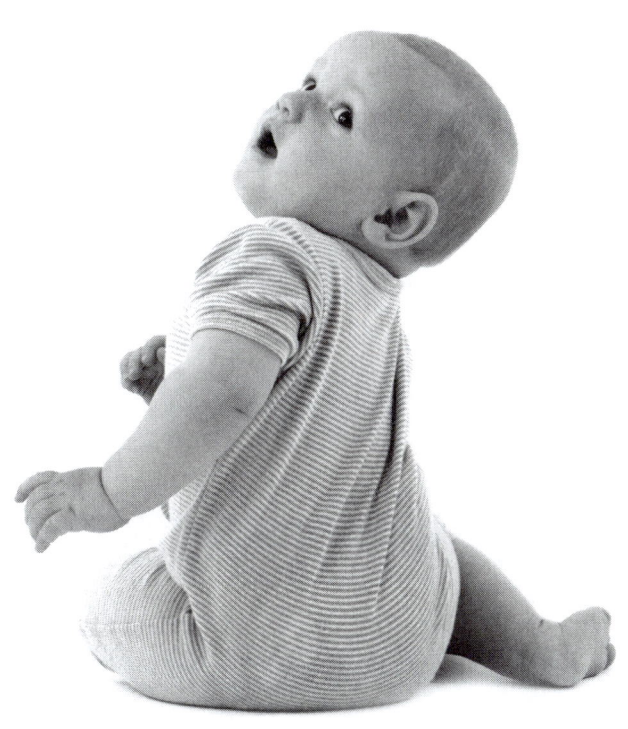

TEIL 6

Gibt es eine Lösung?

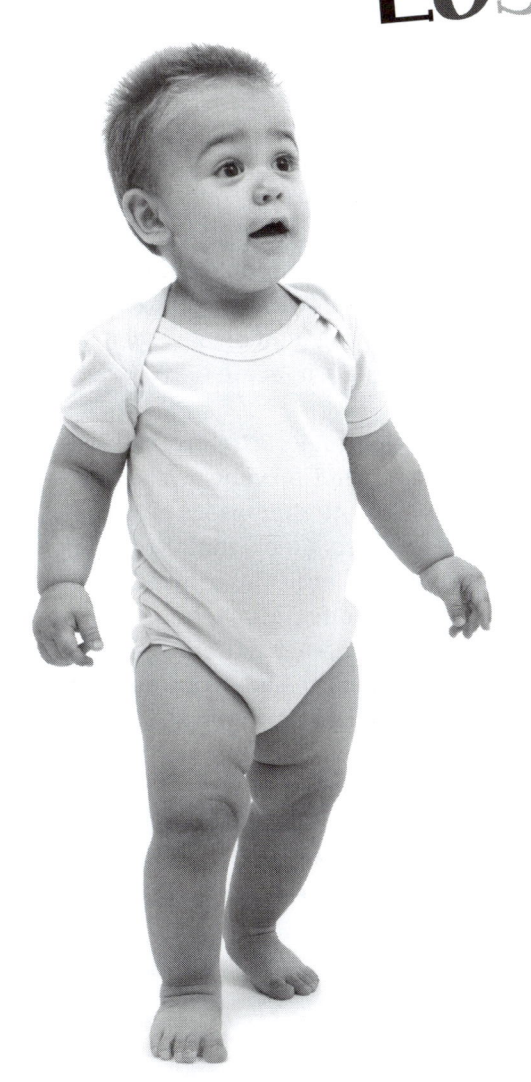

Auf der Suche nach Alternativen

Wenn man sich mit den gängigen Schlaflernprogrammen nicht anfreunden kann, sich aber auch nicht mit der Schlaflosigkeit abfinden will, hat man ein Problem.

Es ist gar nicht so einfach, irgendeinen Ratschlag zum Thema Schlafen lernen zu bekommen, der nicht auf das kontrollierte Schreienlassen hinausläuft. Die meisten Schlaflernprogramme sind nur Abänderungen der bewährten Ferber-Methode. Echte Alternativen sind kaum zu finden. Wahrscheinlich, weil es sie nicht wirklich gibt. Das Einzige, was wirklich hilft, sind gute Nerven, na ja und die Zeit vielleicht noch ... Irgendwann werden schließlich alle Kinder groß.

Die meisten Stimmen, die das kontrollierte Schreienlassen ablehnen und den Eltern trotzdem irgendeinen Tipp geben wollen, raten zum so genannten Co-Sleeping, was ja nichts anderes als ein Anglizismus für Besucherritze ist. Das Kind soll also mit ins Bett. Unter den Autoren, die für einen solchen Umgang mit der Schlaflosigkeit der Kinder plädieren, gibt es einen, der die Methode Besucherritze besonders konsequent vertritt. Und der scheint wirklich extrem gute Nerven zu haben. Wenn man also auf der Suche nach einer »echten« Alternative zu den bekannten Schlaflernprogrammen ist, trifft man früher oder später auf das Buch »Schlafen und Wachen« von Dr. William Sears. Das Buch wurde von der »La Leche Liga International«, einer Pro-Still-Organisation, die einen bedürfnisorientierten Erziehungsstil propagiert, herausgegeben, und es hat einen recht hohen Unterhaltungswert, wenn man bei dem Thema noch ein bisschen Humor besitzt.

Aber fangen wir mal von vorne an. Stellen Sie sich vor, Ihr Auto ist kaputt. Immer wenn Sie blinken wollen, müssen Sie vorher mit der flachen Hand auf das Armaturenbrett schlagen. Sie vermuten einen Wackelkontakt und bringen Ihren Wagen in die Werkstatt. Am nächsten Tag können Sie Ihr Auto wieder abholen. Der Mechaniker übergibt Ihnen den Wagen mit den Worten: »Es ist alles wieder in Ordnung, wenn Sie blinken wollen, müssen Sie einfach nur mit der flachen Hand auf das Armaturenbrett schlagen.« »Wie bitte?«, werden Sie denken.

Bestimmt werden Sie sich mit dieser Lösung nicht zufriedengeben, geschweige denn, dass Sie sich bereit erklären werden, die Rechnung zu bezahlen. Aber immerhin haben Sie von nun an stets eine amüsante Anekdote, die Sie bei jeder Gelegenheit zum Besten geben können. Das ist auch was wert. Im Gegensatz zu der Reparatur. Die ist nämlich nix wert, weil Ihnen dabei das Problem als Lösung verkauft wurde. Und das ist so ungefähr der Ansatz, nach dem auch Dr. Sears arbeitet. Ob es sich bei ihm allerdings um eine besonders merkwürdige Form von Humor handelt oder ob er das ernst meint und er aufgrund seiner sieben Kinder einfach einen solchen Pragmatismus entwickelt hat, dass er einfach nur tut was klappt, egal was auch immer das ist, konnte ich bis heute nicht rausfinden. Ich vermute aber Letzteres.

Während also der Mechaniker vorschlägt, sich damit abzufinden, dass man vor dem Blinken mit der flachen Hand auf das Armaturenbrett schlagen muss, rät Dr. Sears, sich ebenfalls mit allen möglichen Eigenarten unserer Kinder abzufinden. Wenn das Kind also zum Beispiel nachts fünf Mal aufwacht und nur beim Stillen wieder einschläft, rät Dr. Sears dazu, es zu stillen und zwar fünf Mal in der Nacht. Das nenne ich doch mal eine echte Lösung.

Wenn das Kind abends nicht ohne getragen zu werden einschlafen will, soll man es tragen und wenn es sich dann erst nach 20 Minuten ins Bett legen lässt ohne aufzuwachen, soll man es halt noch 20 Minuten im Arm halten, nachdem es eingeschlafen ist. Jetzt raten Sie mal, was man machen soll, wenn das Kind nachts mit seiner Decke und seinem Kopfkissen neben dem Elternbett steht und nicht mehr zurück in sein eigenes Bett gehen will. Richtig, man soll es im Elternbett willkommen heißen. Methode »Besucherritze« halt.

Man soll also genau das machen, was man sowieso schon macht und was man eigentlich als das Problem ansieht. Aber immerhin. Endlich mal ein Ratgeber mit Tipps, die wirklich funktionieren. Wenn Eltern zum Beispiel ein Baby haben, das nur beim Tragen einschlafen kann, tragen sie es ja auch in der Regel. Und zwar, weil es halt funktioniert. Allerdings ist das ja auch das, was sie als problematisch empfinden. Andere Ratgeber sagen jetzt, sie sollen ihr Baby wach ins Bett legen, damit es da einschläft. Das wäre eine Lösung. Allerdings funktioniert das nicht. Zumindest nicht ohne drastischere Maßnahmen. Also, was tun die meisten Eltern? Sie tragen das Baby. Eigentlich eine Lösung, aber irgendwie auch ein Problem.

Dr. Sears stärkt also die Eltern in ihrem liebevollen Erziehungsstil und rät ihnen auf die Bedürfnisse der Kinder einzugehen. Überhaupt ist sein Buch von einer sehr liebevollen und respektvollen Haltung sowohl gegenüber den Kindern, als auch gegenüber den Eltern geprägt. Alleine das macht sein Buch lesenswert. Allerdings ist es auch etwas verwirrend, weil es eben genau das Gegenteil von dem rät, was man erwarten würde. Besonders unkonventionell wird es, wenn er beschreibt, wie man mit einem älteren Kind, das sich abends nicht trennen kann und immer wieder aus dem Bett aufsteht, umgehen soll. Er sagt, es könne dann sein, dass das Zu-Bett-Bringen sehr mühsam ist und eine Stunde oder mehr Zeit in Anspruch nimmt. Was soll man also tun? Genau, man soll sich eine Stunde Zeit nehmen und mit dem Kind lesen, sich neben es legen, kuscheln und was auch immer tun, bis es endlich eingeschlafen ist. Ok, auch das werden die wenigsten als eine Lösung empfinden. Aber warum sagt er so was?

Er geht davon aus, dass das Kind sich deshalb nicht trennen kann, weil es aus irgendeinem Grund ein besonderes Bedürfnis nach Nähe hat. Vielleicht macht es einen Entwicklungsschritt durch und ist von dem vielen Neuen, das auf es einströmt, aufgewühlt oder es ist in den Kindergarten gekommen, es hat ein Geschwisterchen bekommen oder was auch immer. Auf jeden Fall hat es das Bedürfnis, von seinen Eltern in den Schlaf begleitet zu werden. Diesem Bedürfnis sollen die Eltern nachgehen, denn:

Bedürfnisse, die befriedigt werden, verschwinden irgendwann von selbst, so Dr. Sears.

Also gut, das ist also die Erziehungshaltung, die er einnimmt. Was raten aber zum Beispiel unsere Freunde Kast-Zahn und Morgenroth in ihrem Buch »Jedes Kind kann schlafen lernen« in so einem Fall? Sie haben schließlich eine wesentlich konventionellere Einstellung zur Erziehung als Dr. Sears. Deshalb raten sie auch zu der »Tür auf – Tür zu«-Methode (vgl. Kast-Zahn, Morgenroth 2007, S. 122-124). Die Autoren gehen davon aus, dass alle Kinder gerne wollen, dass ihre Zimmertür einen Spalt breit offen bleibt, und benutzen das als Druckmittel. Das Kind wird zu Bett gebracht und bekommt erklärt, dass es nicht aufstehen darf, da ansonsten die Zimmertür geschlossen wird. Wenn es nun doch aufsteht, wird die Zimmertür zunächst für eine Minute geschlossen und darf vor Ablauf der Zeit nicht geöffnet werden, egal wie sehr das Kind auch bettelt und schreit.

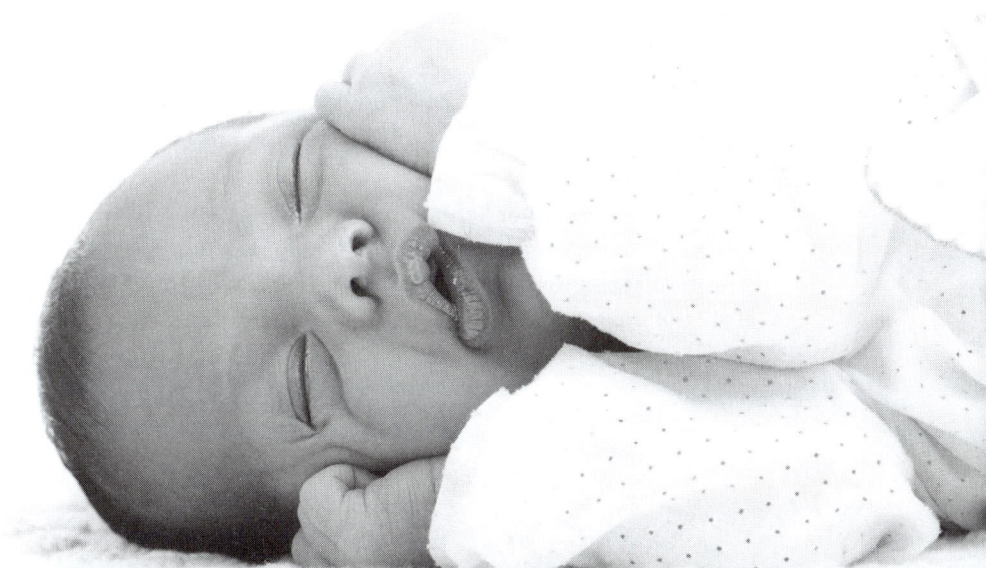

Danach geht man in das Zimmer und bringt das Kind zurück in sein Bett, wenn es nicht ohnehin schon dorthin zurückgegangen ist, damit man ihm die Tür öffnet. Beim zweiten Aufstehen bleibt die Tür für zwei Minuten geschlossen und bei jedem weiteren Aufstehen bleibt die Tür für jeweils drei Minuten geschlossen. Das praktiziert man so lange, bis das Kind schließlich aufgibt und in seinem Bett bleibt. Irgendwann wird es dort dann wahrscheinlich auch einschlafen. Übrigens stammt auch diese Methode von dem amerikanischen Professor Dr. Ferber. Allerdings haben die Autoren seine Methode in eine »sanfte« Variante abgewandelt. Bei der ursprünglichen Variante bleibt die Tür bis zu 20 Minuten geschlossen. Da sieht man, wie dehnbar der Begriff »sanft« ist.

Man kann also feststellen, dass es möglich ist, zu einem Problem zwei vollkommen entgegengesetzte Ratschläge zu bekommen. In beiden Fällen berufen sich die Autoren sogar noch auf wissenschaftliche Erkenntnisse und in beiden Fällen sind die Autoren Kinderärzte. Schon irgendwie komisch. Das lässt vermuten, dass es DIE Antwort auf alle Schlafprobleme nicht geben kann.

Genau wie die erste Ferber-Methode, die wir kennengelernt haben, scheint auch die »Tür auf – Tür zu«-Methode ziemlich fies zu sein. Aber man muss zugeben: Es ist eine Lösung. Und darin liegt der große Vorteil der Schlaflernprogramme gegenüber allen anderen alternativen Ratschlägen. Sie bieten Lösungen. Bücher wie »Schlafen und Wachen« von Dr. Sears schaffen das irgendwie nicht so richtig. Wahrscheinlich kennt sie deshalb auch keiner. Aber ich muss sagen, dass sein Buch dennoch irgendwie hilfreich ist. Und sei es deshalb, weil man im Endeffekt bei Problemen, für die man keine akzeptable Lösung hat, nichts anderes mehr machen kann, als an seiner Einstellung zu arbeiten.

Alle Autoren alternativer Schlaflernbücher sprechen sich ausdrücklich für einen liebevollen Erziehungsstil aus und warnen deutlich vor distanziertem Erziehungsverhalten. Passend dazu wird in dem Vorwort von »Schlafen und Wachen« auch Dr. Ratner, ein Ratgeber der La Leche Liga, mit den Worten zitiert:

»Es ist besser, wegen seiner kleinen Kinder Schlaf zu verlieren, als
aufbleiben und sich Sorgen zu machen, wenn sie älter sind«
(zit. nach Sears 2001; S. XI).

Man soll laut Dr. Sears ruhig viel Energie und Liebe in die Betreuung
seiner Kinder investieren, später wird man für die Mühen entlohnt,
wenn man sieht, wie positiv sich die Kinder entwickeln. Bei seinem
Plädoyer für liebevolle Kinderbetreuung beruft er sich, ganz im Sinne
jüngster Erkenntnisse der Neurobiologie, unter anderem auch auf die
Bedeutung von Botenstoffen, den körpereigenen Drogen. Er erklärt,
dass liebevolle Betreuung auch in der Nacht fortgesetzt werden muss,
und gibt Ratschläge, wie man das umsetzen kann.

Dabei klärt er die Eltern zunächst darüber auf, dass nächtliches Erwachen bei Kindern völlig normal ist, es ist sogar nötig. Er weist nämlich
noch auf einen anderen Aspekt des kindlichen Schlafverhaltens hin.
Kinder brauchen mehr REM-Schlaf als Erwachsene. Die Vermutung, so
Dr. Sears ist, dass sich das Gehirn in diesen aktiven Schlafphasen
selbst stimuliert. REM-Schlaf ist also demnach wichtig für die Entwicklung des Gehirns (vgl. Sears 2001, S. 14–16). Nur leider ist es viel
einfacher, aus dem aktiven REM-Schlaf zu erwachen, als aus dem Non-
REM-Schlaf. Da das kindliche Gehirn sich noch entwickeln muss, braucht
es also mehr REM-Schlaf. Dadurch wacht das Kind aber auch öfter auf.
Wenn man also ein Kind hat, das ständig aufwacht, kann man sich freu-
en. Sein Gehirn scheint sich prima zu entwickeln. Das so aufgewachte
Kind braucht dann, laut Sears, solange es sich noch nicht selbst beruhigen kann, Eltern, die ihm helfen, wieder einzuschlafen. Am besten
klappe das beim Stillen. Dass Kinder also nachts wach werden und dass
sie Hilfe beim Einschlafen brauchen, beschreibt Sears als einen ganz
normalen Zustand. Dass Eltern ihre Kinder wiegen, tragen, stillen,
schaukeln oder was auch immer, sei genauso normal und richtig. Sogar
notwendig. Aufgrund des Bedürfnisses der Kinder nach Nähe und Sicherheit und da es dann auch einfacher sei, die Kinder schnell zu beruhigen, rät Sears dazu, die Kinder im Elternbett schlafen zu lassen. Wenn
man das nicht möchte, sollten die Kinder wenigstens bei ihren Eltern im
Zimmer schlafen. Dafür schlägt er dann verschiedene Varianten vor.

Er erläutert alle Möglichkeiten von Beistellbettchen über Besucherritze bis hin zu einer extra Matratze im Elternschlafzimmer. Auch für das Einschlafen und Weiterschlafen hat er einige Tipps parat. Er rät zum Wiegen, Popo tätscheln, Stillen und neben dem Kind im Bett zu liegen. Wenn das Kind nachts unruhig wird, soll man es schnell beruhigen, am besten anlegen, damit es nicht vollständig erwacht.

So weit so gut. Kinder haben also Bedürfnisse, das ist normal, richtig und gut so. Eltern sind dafür verantwortlich, ihre Kinder liebevoll zu betreuen, wozu es auch gehört, diese Bedürfnisse zu befriedigen. Dem kann man nur zustimmen. Und dennoch, irgendwie kann man sich auch mit dieser Haltung nicht so ganz abfinden. Immer muss die Mutter dies und jenes tun, ihre Intuition schulen und vor allem ständig stillen. Wenn sie berufstätig ist, muss sie sich damit abfinden, dass das Kind dann eventuell schlechter schläft, da es die verpasste Zeit mit der Mutter nachts nachholen möchte. Und was ist mit den Vätern? Die sollen sich daran gewöhnen, dass das Kind mit im Bett schläft, und sie sollen akzeptieren, dass die Mutter in der ersten Zeit stark auf das Baby fixiert ist. Wenn der Vater sie in dieser Zeit unterstützt, hilft er ihr, ihre mütterliche Intuition zu entwickeln und kommt als Belohnung, besser bei ihr an. Väter sollen eine verantwortungsvolle Haltung bei der Erziehung einnehmen. Er schreibt, dass Schichtarbeit ein Teil jedes Vertrags über nächtliche Kinderbetreuung durch die Eltern sei und dennoch scheint für ihn die Mutter an erster Stelle für die Kinder da zu sein. Von der Belastung der Eltern und den gesellschaftlichen Rahmenbedingungen ist in seinem Buch nicht die Rede.

Auch komisch, dass er mit keinem Wort erwähnt, dass er Müttern genau zu den Verhaltensweisen rät, die sie als problematisch empfinden und wegen denen sie sich mit dem Thema »Schlafen lernen« beschäftigen. Er empfiehlt zum Beispiel, wenn das Kind nachts »dauergestillt« werden will, »das Restaurant offen zu halten« (Sears 2001; S. 95). Er sagt auch, dass es Babys gebe, die die ganze Nacht über die Brustwarze im Mund behalten wollen, und dass es Mütter gibt, die gelernt haben, das bequem zu finden. (Wer das nicht will, bekommt auch einen Tipp von ihm, wie man die Brustwarze heimlich wegziehen kann.)

Aber mal ehrlich: Weiß er wirklich nicht, dass alle Eltern sowieso schon machen, was er sagt, aber irgendwann halt keine Lust mehr dazu haben?

Fallbeispiel

Bei einer Infoveranstaltung fällt mir eine Mutter auf, die ihr Baby in einer Babytrage mitgebracht hat. Ständig steht sie auf und wippt von einem Fuß auf den anderen, setzt sich für einige Minuten hin und steht dann wieder auf. Es sieht so aus, als ob sie mal sehr dringend auf Toilette muss. Aber das ist nicht der Grund für ihr Verhalten. Vielmehr reagiert sie auf die kleinste Regung ihres Kindes und vermeidet, dass es aufwacht, indem sie es durch ihr Wiegen schnell wieder beruhigt.

Sind wir Tiere?

Der Mensch ist sowohl biologisch als auch psychologisch gesehen sozial. Das haben wir jetzt herausgefunden. Die individualisier-
te Gesellschaft, in der wir leben, scheint keine artgerechte Lebensform
für den Menschen zu sein. Aber kann man beim Menschen überhaupt
von artgerecht sprechen? Sind Menschen Tiere? Irgendwie ja schon.
Menschen sind Säugetiere. Bei meinem Sohn liegt die Betonung zwar
eindeutig mehr auf Säuge denn auf Tier, insbesondere nachts, aber
eine Art Tier ist er doch. Sind wir alle.

Und dennoch unterscheiden wir uns in einem wesentlichen Punkt von
Tieren. Nehmen wir zum Beispiel mal einen Pinguin. Der lebt in der
Antarktis, isst Fische und sitzt zum Ausbrüten seiner Eier so lange auf
ihnen drauf bis er fast stirbt. Dann kommt sein Partner und löst ihn ab.
Das muss so sein. Schließlich ist es so kalt, dass das Ei einfrieren
würde, würde er aufstehen. Jetzt könnte man ja meinen, dass der Pinguin, wäre er nur ein bisschen schlau, doch auswandern könnte. Er
könnte sich zum Beispiel ein Feriendomizil auf Mallorca zulegen und
dort in aller Ruhe leben und brüten. Kann er aber nicht. Er ist zu einem
Leben in der Antarktis verdammt und nicht, weil er sich kein Ferien-
haus im Süden leisten kann, wie das bei mir der Fall ist, sondern weil
er biologisch dazu bestimmt ist. Er ist vorbestimmt, festgelegt, deter-
miniert, er kann definitiv nicht anders. Er will noch nicht mal. Er käme
nie auf die Idee, etwas anderes zu tun, weil das einfach nicht infrage
kommt. Fertig.

Beim Menschen sieht die Sache aber anders aus. Nehmen wir zum
Beispiel mal einen Inuit. Der lebt in der Arktis, baut Iglus, isst Fische
und fährt Hundeschlitten. Wenn er aber wollte und die finanziellen

Möglichkeiten hätte, könnte er auch an jedem anderen Ort der Welt leben. Wenn er keine Lust mehr auf die Kälte und die Einsamkeit der Arktis hätte, könnte er zum Beispiel nach New York gehen, den Robbenfellmantel gegen T-Shirts und Shorts austauschen, Burger und Fritten essen und bei Walmart an der Kasse arbeiten oder Computer programmieren oder Spitzensportler werden oder was auch immer. Er kann Englisch oder Chinesisch lernen. Er kann Hippie oder Punk sein. Er kann alles Mögliche machen. Der Mensch hat die Wahl. Zumindest theoretisch gesehen. Wo der Pinguin schon ist, muss der Mensch erst werden. Und da ist so ziemlich alles offen. Der Mensch kann in einer Diktatur leben oder in einer Demokratie. Er kann in der Großstadt oder als Ureinwohner leben. Er kann Einzelkämpfer und Individualist werden. Er kann aber auch kooperativ und auf Gemeinschaft ausgerichtet sein. Er kann Gitterbettschläfer und Durchschläfer werden. Oder er kann Elternbettschläfer und Elternwecker werden. Alles ist drin. Theoretisch gesehen und abhängig davon, auf welche Umwelt der werdende Mensch trifft.

Ein Ureinwohner, der noch nie was von New York gehört hat, käme auch nicht auf die Idee, dort zu leben. Wer nie erfahren hat, wie glücklich es macht, eine gemeinsame Welt zu teilen und wahre Liebe und Zuneigung zu erfahren und zu geben, wird das auch im späteren Leben nicht vermissen. Was wir werden, ist abhängig davon, was wir aus uns machen, und davon, was aus uns gemacht wird. Davon hängt auch ab, was wir gut und was wir schlecht finden. Wir können uns zum Beispiel von einer hierarchisch organisierten Gesellschaftsform distanzieren und uns beispielsweise für eine auf Konsens basierende Organisationsform entscheiden. Pferde hingegen können das nicht. Ich habe noch nie davon gehört, dass sich eine Pferdeherde dazu entschlossen hat, ihre hierarchisch organisierte Lebensform zugunsten demokratischer Strukturen aufzugeben. Und keiner wird behaupten, dass Pferde besonders amoralische Lebewesen seien. Was der Mensch also wird und was der Mensch will, ist in hohem Maße von den Bedingungen, unter denen er lebt, abhängig. Artgerechte Menschenhaltung gibt es nicht.

Der Mensch hat keine Natur. Auch wenn die Neurobiologie beweisen kann, dass der Mensch in sozialen Beziehungen das höchste Maß an

Glück erfahren kann, kann er sich dennoch dagegen entscheiden. Was wir also tun und wie wir unsere Kinder erziehen, ist nicht absolut und das Maß aller Dinge. Es könnte so und auch anders sein. Letzten Endes liegen die Entscheidung und auch die Verantwortung beim Einzelnen. Im Gitterbett zu schlafen ist zunächst einmal genauso Ok, wie bei den Eltern zu schlafen. Dem Kind ein gewisses Maß an Frustration zuzumuten ist genauso möglich, wie stets auf seine Bedürfnisse einzugehen. Im Endeffekt müssen sich Eltern wohl auf ihr Gefühl und auf ihre eigene Weltsicht verlassen. Denn jeder Rat ist nur eine Möglichkeit unter vielen. Tut mir leid.

Tipp

Passen Sie sich, wann immer es möglich ist, dem Rhythmus Ihres Kindes an und nutzen Sie die Schlafphasen des Kindes, um selbst zur Ruhe zu kommen. Nur wenn Sie zwischendurch immer wieder Kraft schöpfen, können Sie auch gut für Ihr Kind sorgen. Versuchen Sie nicht, den ganzen Haushalt und alles was sonst noch so anfällt, in die Schlafenszeit Ihres Kindes zu packen. Auch Sie brauchen Ruhe, sonst sind Sie irgendwann gereizt und genervt, und das hilft keinem. Lassen Sie lieber mal etwas Arbeit liegen oder versuchen Sie, sich Hilfe zu organisieren. Der Haushalt junger Eltern muss nicht perfekt sein. Besucher haben sowieso nur Augen für das Baby …

Steigern Sie Ihre Effektivität! 143

Haben Sie manchmal das Gefühl, zu gar nichts zu kommen? Die ganze Zeit sind Sie am Rennen und doch bekommen Sie nichts auf die Reihe. Die Kinderbetreuung scheint Ihre ganze Zeit zu fressen? Dann lassen Sie sich mal auf folgendes Gedankenexperiment ein:

Bestimmt erinnern Sie sich noch an die Zeit, bevor Sie Kinder hatten. Haben Sie sich damals manchmal oder vielleicht auch oft gestresst gefühlt? Bestimmt. Vielleicht hatten Sie damals einen normalen Vollzeitjob, waren am Tag also 8 Stunden auf der Arbeit, mit Anfahrt und Pause waren Sie vielleicht 10 Stunden außer Haus. Sagen wir mal von 7:00 bis 17:00 Uhr. Dann mussten Sie einkaufen, zum Sport, Freunde treffen, lesen, fernsehen, essen, duschen und was auch immer tun. Also, Sie hatten keine Zeit für gar nix. Aber wie konnte das passieren? Sie hatten um 17:00 Feierabend! Ein Wort, das Sie inzwischen sicher längst aus Ihrem Wortschatz gestrichen haben. Und Sie hatten das Wochenende frei! Zwei ganze freie Tage und das jede Woche? Wie kann man da in Stress geraten? Heute berechnen Sie Ihre freie Zeit in Minuten und erledigen dennoch irgendwie alle notwendigen Dinge.

Und das, obwohl Sie kaum schlafen! Ok, Sie machen wahrscheinlich weniger Sport und gehen seltener ins Kino, aber dafür machen Sie bestimmt auch mehr Hausarbeit als früher. Und wie schaffen Sie das? Sie sind einfach schneller geworden. Überlegen Sie mal, wie schnell Sie Klamotten einkaufen, wenn Sie ein schreiendes Kind im Kinderwagen dabeihaben. Man kann sich unglaublich schnell entscheiden. Oder denken Sie mal daran, wie viele Dinge Sie heute gleichzeitig machen können. Bestimmt haben Sie auch schon mal gleichzeitig ein Bilderbuch vorgelesen, gekocht, telefoniert und darüber nachgedacht, was Sie noch auf die Einkaufsliste schreiben müssen.

Jetzt stellen Sie sich doch nur einmal vor, Sie wären schon, bevor Ihr Kind geboren wurde, so effektiv gewesen. Wie viel Zeit Sie gehabt hätten. Angenommen, Sie haben nur ein Kind und sind mit dessen Versorgung total ausgebucht, dann denken Sie mal an die Eltern, die zwei Kinder haben. Die können auf einmal einen Säugling und ein Kleinkind versorgen. Die müssen ihre Effektivität noch einmal immens gesteigert haben. Da geht also noch was. Es gibt ja schließlich auch Leute, die noch viel mehr Kinder haben. Was wäre jetzt, wenn Sie einfach schon, bevor Sie das nächste Kind bekommen, Ihre Effektivität auf das Niveau einer fünffachen Mutter steigern würden? Sie hätten dann auf einmal wieder unglaublich viel Zeit. Das wäre doch was, oder?

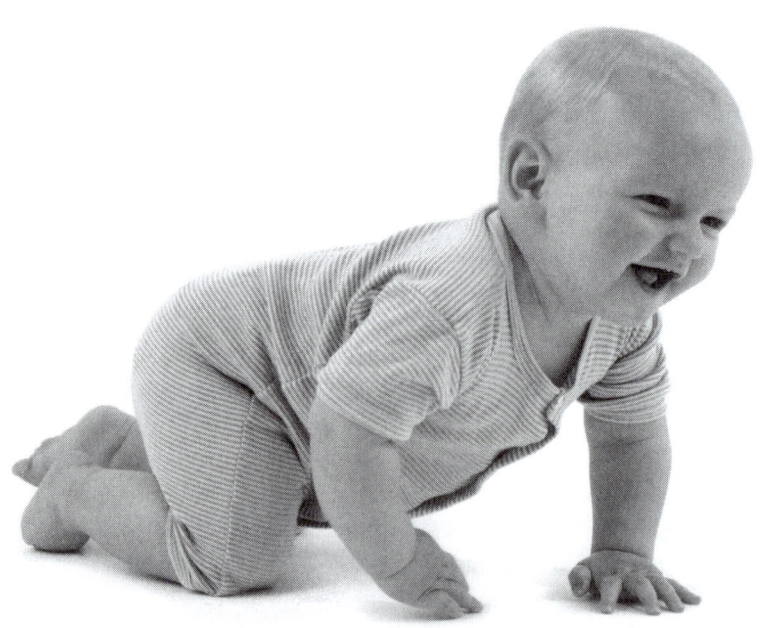

Prinzip Realität

Nun leben heutzutage nur noch die allerwenigsten Menschen in Höhlen. Auch wenn unsere biologische Ausstattung das offensichtlich noch nicht mitbekommen hat, ist das dennoch die Realität. Wir leben auch nicht mehr in traditionellen Bezügen, sondern in individualisierten Gesellschaften. Auch das ist die Realität. Der Mensch im Allgemeinen und Eltern im Besonderen brauchen Schlaf. Das ist genauso Realität. Kinder wollen nicht alleine sein, auch nicht nachts. Leider ist auch das die Realität. Eltern fühlen sich oft von den starken Bedürfnissen ihrer Kinder überfordert und bräuchten Hilfe. Das gehört genauso zur Realität.

Viele Eltern sagen zu ihren Kindern, wenn sie etwas wollen, was sie aber nicht sollen: »Ich will, ich will, ich will ... es geht nicht immer nur ums Wollen. Ich will auch lieber den ganzen Tag faulenzen, aber ich muss arbeiten, kochen und putzen.« Das ist das Prinzip Realität. Äußere Umstände zwingen uns, Dinge zu tun, die wir lieber nicht tun würden, und hindern uns daran, Dinge zu tun, die wir gerne täten. Zum Beispiel hilft uns das Wissen, dass der Mensch für Bewegung gebaut ist wenig, wenn wir einen Bürojob haben und den ganzen Tag vorm Bildschirm hocken müssen. Wir wüssten zwar, was für uns besser wäre, können es aber nicht tun. Wir müssen uns nach dem Prinzip Realität richten. Dieses Prinzip stellt uns in der Kindererziehung und vor allem beim Thema Schlaf vor einen Konflikt. Die Bedürfnisse von Kindern und die Besonderheiten in ihrem Schlafverhalten sind Realität. Nach dem Prinzip Realität müssten wir sagen: »Auch wenn es uns nicht passt, mit dem Schlafverhalten unseres Kindes müssen wir halt leben. Wir müssen es in den Schlaf begleiten, es beruhigen, wenn es nachts aufwacht, und ihm das Gefühl von Nähe und Zuwendung vermitteln.« Gut, das ist die eine Seite der Realität. Die andere Seite sieht so aus: Jeder Mensch braucht auch mal Ruhe und Schlaf. Auch Eltern sind soziale Wesen und auf eine soziale Gemeinschaft angewiesen. Sie bräuchten eine Großfamilie um sie herum, die sie bei der Kindererziehung entlastet oder wie ein oft zitiertes afrikanisches Sprichwort sagt:

»Man braucht ein ganzes Dorf, um ein Kind großzuziehen.«

Die Großfamilie ist aber in der Regel nicht da. Vielmehr sind Eltern meistens mehr oder weniger auf sich gestellt, und wenn der eine Partner arbeitet, ist der andere nahezu den ganzen Tag mit dem Kind oder mit den Kindern alleine. Und dafür ist der Mensch nicht gemacht. Zu dem Prinzip Realität gehört es aber auch, dass wir uns in gewisser Weise an einen geregelten Tagesablauf halten müssen. Vielleicht gehen wir zur Arbeit, vielleicht müssen wir andere Kinder zur Schule oder in den Kindergarten schicken, vielleicht haben wir irgendwelche Termine oder etwas zu erledigen … Auf jeden Fall können Eltern nicht immer einfach dann schlafen, wenn ihre Kinder schlafen. Sie sind auf Dauer darauf angewiesen, feste Schlafenszeiten zu haben. Sonst können sie ihren Tagesablauf nicht einhalten. Auch das ist die Realität. Nun stehen zwei Realitätsprinzipien einander gegenüber und konkurrieren miteinander. Müde, alleine gelassene und überforderte Eltern mit eigenen Bedürfnissen und Wünschen sind genauso real wie von ihren Eltern abhängige Kinder mit starken Bindungsbedürfnissen. Und wie man unschwer erkennen kann, sind beide Realitätsprinzipien nur schwer zu vereinbaren. Es besteht ein Konflikt zwischen den Bedürfnissen unserer Kinder und unseren eigenen Bedürfnissen. Zumindest unter den Bedingungen, unter denen die meisten Menschen heute leben. Und auch dieser Konflikt ist real. Das Prinzip Realität anzuerkennen heißt auch, diesen Konflikt anzuerkennen. Er existiert ganz ohne Zutun der Eltern oder der Kinder. Und keiner hat daran Schuld, keiner ist gemein, unfair oder egoistisch. Dennoch sind es die Eltern, die einen vertretbaren Umgang damit finden müssen. Die Kinder können das nicht.

Fallbeispiel

Nachdem unser Sohn beim Kinderarzt geimpft wurde, ziehe ich ihm seine Stiefel, seinen Schneeanzug, seine Mütze und seine Handschuhe an. Dann sammle ich die Wickeltasche, meine Handtasche und sein Spielzeug ein und nehme meinen Sohn auf den Arm. Das Ganze dauert eine Weile. Der Kinderarzt beobachtet mich schmunzelnd. »Tja«, sage ich entschuldigend. »Wenn man mit Kind unterwegs ist, hat man immer jede Menge Zeug dabei. Bis man da erstmal los kommt ...« »Ich weiß«, sagt er. »Aus arbeitsmedizinischer Sicht dürfte die Mutterschaft eigentlich gar nicht erlaubt sein. Die Belastung ist einfach zu groß.«

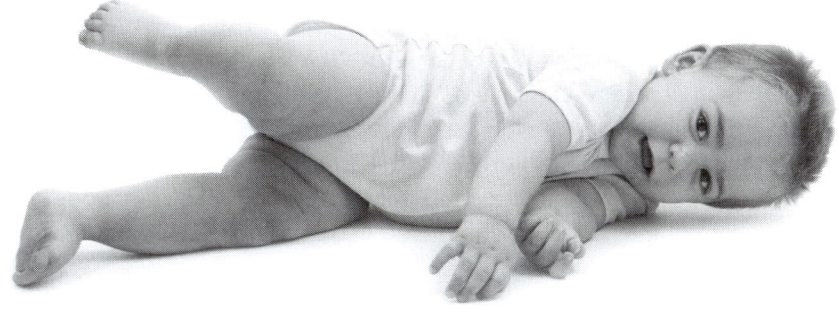

Da steh ich nun, ich armer Tor!

»Da steh ich nun, ich armer Tor! Und bin so klug als wie zuvor.« Wahrscheinlich fühlen Sie sich jetzt wie Goethes Faust, der Philosophie, Juristerei, Medizin und leider auch Theologie studiert hat und dennoch immer noch nicht weiß, was die Welt im Innersten zusammenhält. Das Einzige, was Sie wissen, ist, dass das Buch, das Sie in den Händen halten, sein Geld nicht wert war. Ihr Kind schläft höchstwahrscheinlich immer noch nicht durch und das wird es in absehbarer Zeit wohl auch nicht tun. Und das, obwohl Sie jede Menge über Entwicklungspsychologie, Schlafverhalten und gesellschaftliche Zusammenhänge gelernt haben. Na toll.

Aber welchen Schluss kann man nun aus alldem ziehen? Mit Sicherheit kann man sagen, dass es einen Unterschied macht, ob man sein Kind liebevoll und einfühlsam erzieht oder eben nicht. Ein liebevoller und feinfühliger Erziehungsstil bereitet die Kinder auf die Widrigkeiten des Lebens vor und gibt ihnen das Rüstzeug an die Hand, um mit den Schwierigkeiten, die auf sie zukommen, besser zurechtzukommen. Das sagt die Resilienzforschung, wenn sie betont, dass eine sichere Bindung zu mindestens einer Bezugsperson einen wichtigen Schutzfaktor für die Entwicklung von Kindern darstellt. Das sagt auch die Epigenetik, wenn sie untersucht, inwiefern sich Erlebtes in unser körperliches Gedächtnis einschreibt. Nun kann man aber Liebe nicht einfach verordnen und sie auch nur schwer jemandem beibringen. Allerdings kann man davon ausgehen, dass die Bereitschaft der Eltern, sich liebevoll und aufopfernd um ihr Kind zu kümmern, biologisch angelegt ist. Das beweisen unter anderem die Erkenntnisse der modernen Neurobiologie, wenn sie von unserem Gehirn als »social brain« sprechen.

Nun gibt es verschiedene gesellschaftliche und kulturelle Einflussfaktoren, die sich störend auf die Beziehung zwischen Eltern und Kindern auswirken können. Auch das haben wir ausführlich besprochen. Natürlich können auch individuelle Aspekte wie eigene traumatische Beziehungserfahrungen, familiäre Konflikte, Stress oder auch Armut negative Auswirkungen auf die Eltern-Kind-Beziehung haben. Wenn sich die Beziehung aber ungestört entwickeln darf, ist die Wahrscheinlichkeit groß, dass sich Eltern intuitiv liebevoll um ihre Kinder kümmern werden. Und hier liegt der Grund, warum viele Schlaflernbücher so schädlich sein können. Sie stören die Eltern in ihrem intuitiven Erziehungsverhalten, indem sie Vorstellungen in ihre Köpfe pflanzen, die, gelinde gesagt, etwas merkwürdig sind. Und um das festzustellen, muss man nicht nur auf das Thema »Schlafen lernen« blicken.

Denken Sie mal an ein anderes viel zitiertes Beispiel: Eine Mutter steht mit ihrem Kind im Supermarkt an der Kasse. Das Kind will irgendetwas haben und die Mutter will es nicht kaufen. Das Kind bekommt einen Tobsuchtsanfall und die Mutter die Krise. Was ist jetzt der typische Rat? Bloß nicht rumkriegen lassen! Bleiben Sie hart! Das Kind will seinen Willen durchsetzen, und wenn es das einmal geschafft hat, ist es eh zu spät. Nun gut. Aber wie wahrscheinlich ist es eigentlich, dass das Kind schreit und tobt, um seinen Willen gegen die Mutter durchzusetzen, um zu provozieren und um seine Grenzen auszutesten? Man muss immerhin bedenken, dass hinter den Produkten, die das Kind da unbedingt haben will, eine riesige Industrie mit einem genauso riesigen Werbeetat steckt. Und diese Industrie schreckt vor nichts zurück, das dazu führt, dass die Kinder ihre Produkte haben wollen. Jetzt steht dagegen die hilflose Mutter, die spätestens nach der Geburt ihres Kindes sowohl ihr Zeitbudget als auch die finanziellen Mittel, die sie auf Selbstvermarktung und Attraktivitätssteigerung verwendet hat, extrem zurückgefahren hat. Ist es da nicht möglich, dass das Kind die Schokolade oder was auch immer einfach wirklich unbedingt haben will und dass es denkt, die Welt bricht zusammen, wenn es sie nicht haben kann? Also ich halte das für genauso wahrscheinlich wie die Annahme, dass das Problem auf der Beziehungsebene zwischen Mutter und Kind liegt.

Oder wollten Sie irgendjemanden provozieren, als Sie letztens die leckere Nugatschokolade in den Einkaufswagen gelegt haben, obwohl Sie immer noch fünf Kilo zu viel auf die Waage bringen? Oder welche Grenzen haben Sie ausgetestet, als Sie die Tüte Chips an der Tankstelle mitgenommen haben? Sehen Sie, selbst Erwachsene erliegen der Versuchung. Natürlich kann man Kindern deshalb nicht alles erlauben, aber man kann ihnen mit einer anderen Haltung begegnen. Man kann daran denken, dass die Kleinen nichts von Besitzverhältnissen, von Geldverdienen, von gesundheitlichen Risiken, von Übergewicht, von Karies, von Typ-2-Diabetes und was weiß ich noch alles wissen und dass wir sie schützen müssen. Man kann daran denken, dass Eltern die Kinder vor Reizüberflutung und Überforderung schützen müssen, indem sie ihnen die große Welt so klein und überschaubar gestalten, dass sie sich darin zurechtfinden können, und dazu gehört leider auch, dass es die Schokolade erst nach dem Essen gibt und dann auch nur ein kleines Stück und dass das immer so ist, jeden Tag. Dass Sie den Rest der Schokolade immer dann verspeisen, wenn Ihr Kind schläft, falls es das denn mal tut, sollten Sie ihm am besten bis zu seinem 18. Geburtstag oder auch länger verschweigen. Regeln und Grenzen sind nicht dazu da, um das Kind in seine Schranken zu verweisen, sondern um ihm zu helfen, sich in einer riesigen und unüberschaubaren Welt zurechtzufinden. Wenn Sie dem Konflikt an der Supermarktkasse mit diesen Gedanken begegnen, werden Sie sicher anders reagieren, als wenn Sie denken, dass der kleine Teufel Sie mal wieder richtig provozieren möchte. Und da liegt der springende Punkt, Ratschläge können unser Denken und unsere Vorstellung von unseren Kindern so stark beeinflussen, dass die Gefahr besteht, dass die Beziehung zu unseren Kindern ernsthaften Schaden nimmt. Also kann ich Ihnen nur raten, passen Sie auf, von wem Sie sich was erzählen lassen, und lassen Sie nicht zu, dass Ihre liebevolle Beziehung zu Ihrem Kind vergiftet wird.

Aber damit Sie nicht zu Ihrem Buchhändler rennen, ihm das Buch auf die Theke pfeffern und ihn fragen, wie er dieses Buch als Elternratgeber verkaufen konnte, versuche ich, Ihnen jetzt trotzdem ein paar Vorschläge zu machen. Allerdings ohne Gewähr. Den Stein der Weisen und das Ei des Kolumbus haben schon andere gefunden. Deren Bücher sind auch frei verkäuflich. Die bieten Ihnen Wundermittel an, mit denen Ihre Kinder am Ende tatsächlich durchschlafen lernen, allerdings zu einem, wie ich finde, recht hohen Preis. Aber schließlich ist ja bekanntermaßen nichts kostenlos.

Wenn Sie für die Durchschlafkuren nicht bereit sind, schlage ich Ihnen vor, sich an die »Methode Besucherritze« zu halten. Nehmen Sie Ihr Kind zu sich ins Bett, dann hat es seinen Willen und Sie Ihre Ruhe. Das ist zugegebenermaßen keine wirkliche Lösung und deshalb wird Ihr Kind wahrscheinlich immer noch nicht durchschlafen, aber es ist immerhin ein Kompromiss. Sie sparen dabei Zeit und Energie. Wenn Ihr Kind unruhig wird, können Sie reagieren, bevor es richtig wach ist und schreit. Wenn es nämlich erst mal so weit ist, dauert es meistens lange, bis man das Kind wieder zum Schlafen gebracht hat, und man selbst ist auch hellwach. Liegt das Kind aber direkt neben einem, kann man, sobald es anfängt unruhig zu werden, den Popo tätscheln, die Hand geben oder den Schnuller reinstecken. Falls das noch nicht reicht, hilft in der Regel stillen. Meistens wacht es dann gar nicht erst auf und man kann in Ruhe weiterschlafen. Besser als nichts.

Achtung!

- *Falls Sie Ihr Kind mit ins Bett nehmen, achten Sie unbedingt darauf, Ihr Bett so zu sichern, dass das Kind nicht rausfallen kann.*
- *Es dürfen keine Kissen, Decken oder Sonstiges auf das Gesicht des Kindes gelangen. Erstickungsgefahr!*
- *Nehmen Sie Ihr Kind NIEMALS mit ins Bett, wenn Sie unter dem Einfluss von Alkohol, Drogen oder Medikamenten stehen!*

Bindungsorientiertes Schlafenlernen

Wenn man die Bedürfnisse des Kindes im Blick hat, wäre es das Beste, das Kind würde bei seinen Eltern im Bett schlafen. Viele Eltern fühlen sich aber dadurch gestört. Wenn Sie Ihrem Kind beibringen wollen, alleine in seinem Zimmer zu schlafen, sind die gängigen Schlaf-Lern-Programme nicht empfehlenswert. Sie können es dann mit dem Bindungsorientierten Schlafenlernen nach Brisch versuchen (vgl. Brisch 2011, S. 100–103). Dabei legen Sie Ihr Kind ins Bett und verlassen den Raum. Sobald Ihr Kind durch Weinen signalisiert, dass es Sie braucht, kehren Sie unverzüglich zurück und beruhigen Ihr Kind durch Körperkontakt, eventuell müssen Sie es auch hochnehmen und es so lange tragen, bis es sich beruhigt hat. Dann versuchen Sie es noch mal. Es kann sein, dass Sie in den ersten Nächten SEHR oft zu Ihrem Kind laufen müssen. Es lernt dabei aber etwas sehr Wichtiges: »Ich kann mich auf meine Eltern verlassen und brauche keine Angst zu haben: Wenn ich rufe, kommen sie.«

Laut Brisch bestätigt eine Studie, dass Babys, deren Mütter gleich auf das Weinsignal reagieren und das Baby trösten, auf lange Sicht besser schlafen. Sie schlafen auch schneller ein als Babys, deren Mütter nicht so schnell reagieren.

Falls diese Methode bei Ihrem Kind nicht klappt, ist es vielleicht noch zu früh, ihm eine nächtliche Trennung zuzumuten. Geben Sie ihm dann die Nähe, die es für seine Entwicklung braucht.

Wollen Sie davon loskommen, Ihr Kind zum Einschlafen herumzutragen, können Sie eine Methode wählen, die ich »langsames Ausschleichen« nenne. Dabei reduzieren Sie Stück für Stück den Aufwand, den Sie betreiben, um Ihr Kind zum Schlafen zu bringen. Wenn Sie zum Beispiel laufen, wippen und singen müssen, damit Ihr Kind schläft, versuchen Sie zunächst, stur an einer Stelle stehen zu bleiben, also nicht mehr zu laufen, ansonsten aber weiter zu wippen und zu singen. Es wird etwas länger dauern, bis das Kind schläft, aber es klappt wahrscheinlich, wenn Sie etwas stur sind. Dann versuchen Sie es im Sitzen und später lassen Sie auch das Wippen und das Singen sein. Schritt für Schritt. Wenn Sie dann so weit sind, dass Ihr Kind einfach in Ihrem Arm einschläft, während Sie ruhig sitzen, können Sie versuchen, sich mit dem Kind im Arm hinzulegen. Stück für Stück erhöhen Sie dabei die Distanz zum Kind, bis Ihr Kind einfach neben Ihnen liegt und einschläft.

Mit viel Geduld und Spucke kann das gelingen. Allerdings klappt auch diese Methode nicht unbedingt ohne Protest. Der Unterschied ist, dass Sie Ihr Kind dabei nicht alleine lassen und es auch nicht ins kalte Wasser schmeißen. Sie entziehen ihm nicht von heute auf morgen jegliche Unterstützung, sondern begleiten den Prozess des Einschlafens. Bei uns hat das ganz gut geklappt. So schafft es unser Sohn auch öfters, nachts einfach wieder einzuschlafen, wenn er aufwacht. Allerdings gibt es auch immer wieder Rückschritte und furchtbare Nächte zu verbuchen. Zum Beispiel, wenn er krank ist. Das ist also auch nur eine Teillösung.

Der beste Rat, den ich Ihnen allerdings geben kann, ist der, sich Unterstützung zu suchen. Falls Sie einen Partner haben, teilen Sie sich mit ihm die Nächte. Allerdings muss dieser das zumindest halbfreiwillig tun. Etwas Zwang dürfen Sie aber ruhig ausüben. Schließlich kann das sonst kein Mensch auf Dauer durchstehen. Auch wenn Ihr Partner am nächsten Tag zur Arbeit muss, kann er ein paar Stunden nächtliche Kinderbetreuung übernehmen. Sie leben ja auch mit einem Schlafdefizit und müssen sich irgendwie durch den Tag retten. Es ist ja nicht so, dass Sie den ganzen Tag frei hätten. Vielleicht gibt es auch Omas und Opas, die das Kind hin und wieder nehmen können. Ansonsten können

Sie sich vielleicht manchmal einen Babysitter leisten oder Ihr Kind ein paar Stunden bei der Tagesmutter abgeben. Auf jeden Fall sollten Sie sich Unterstützung bei der Kinderbetreuung holen, damit Sie nicht irgendwann vollends entnervt sind.

Egal, was Sie auch tun und wie Sie mit dem Schlafverhalten Ihres Kindes zurechtkommen, denken Sie immer daran: Es geht vorbei. Irgendwann wird es besser. Außerdem kann ich Ihnen eins versichern: Sie sind nicht alleine und Ihr Kind ist auch nicht besonders furchtbar. Ich habe bei der Recherche für dieses Buch mit vielen Eltern gesprochen und dabei festgestellt: Nicht durchschlafen ist das Normalste von der Welt, und dass dieses »nicht durchschlafen« wirklich immense Ausmaße annehmen kann und die Kinder sehr häufig in der Nacht aufwachen, ist absolut keine Seltenheit. Trotzdem ist es auch normal, dass Sie manchmal total entnervt sind und Aggressionen kriegen. Auch Sie sind deshalb nicht besonders furchtbar, sondern normal. Also nicht verzweifeln. Und bevor Sie Ihr Kind aus dem Fenster werfen oder selbst vom Balkon springen, holen Sie sich bitte Hilfe! Es gibt in jeder Stadt Elternberatungsstellen.

Ansonsten aber verlassen Sie sich auf Ihr Gefühl und lassen Sie sich nicht verunsichern. Bleiben Sie bei Ihrem liebevollen Betreuungsstil. Ihr Kind will Sie nicht ausnutzen oder manipulieren. Es ist auch kein Terrorist. Sie brauchen also höchstwahrscheinlich keine Angst vor Ihrem Kind zu haben und können ihm ruhig seine eigenen Bedürfnisse und Wünsche zugestehen. Sie werden trotzdem noch neben ihm bestehen können und auch Ihre eigenen Bedürfnisse befriedigen können. Wahrscheinlich sogar noch viel eher, als wenn Sie das Leben mit Ihrem Kind von Anfang an als einen Kampf darum betrachten, wer die Oberhand behält. Denken Sie Ihr Leben als Familie lieber kooperativ. Sie, Ihr Partner oder Ihre Partnerin und Ihre Kinder werden die Schwierigkeiten gemeinsam meistern. Schließlich wollen die Kinder ja auch groß sein und alles wie die Erwachsenen machen. Also lassen Sie sich nix einreden. Lesen Sie keine Ratgeber, sondern nutzen Sie die Zeit lieber zum Schlafen!

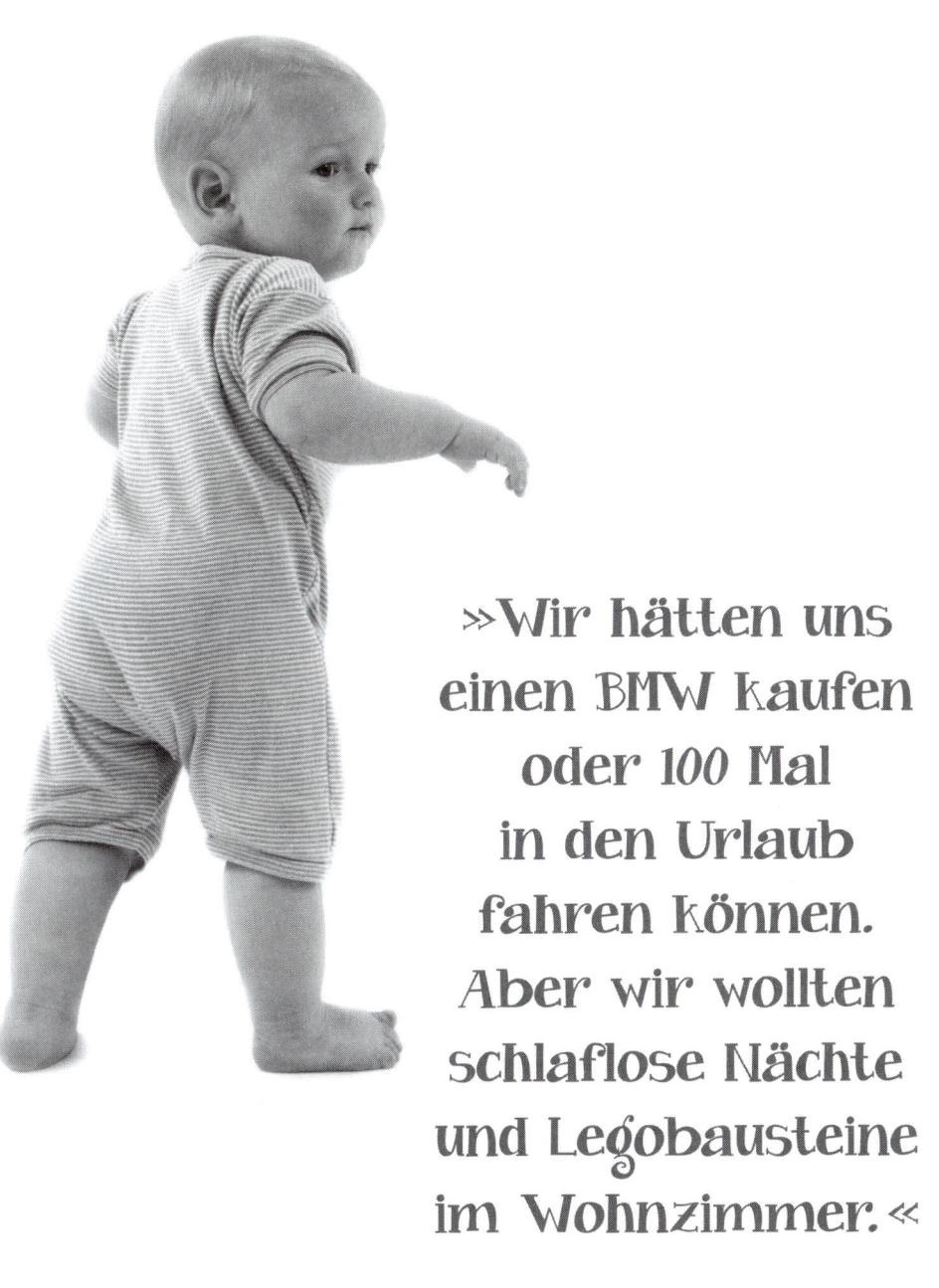

»Wir hätten uns
einen BMW kaufen
oder 100 Mal
in den Urlaub
fahren können.
Aber wir wollten
schlaflose Nächte
und Legobausteine
im Wohnzimmer.«

TEIL 7

Anhang

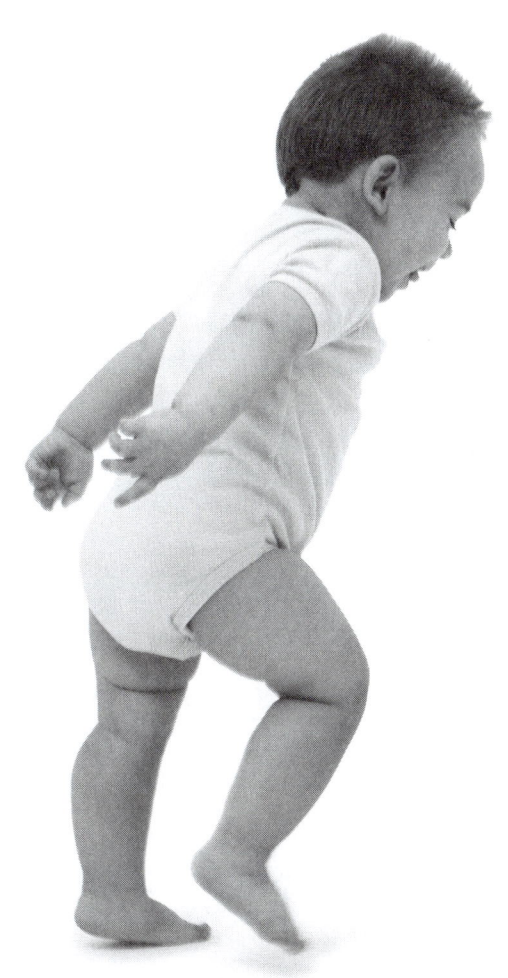

158 Literaturverzeichnis

Bandura, A.: Self-efficacy: The exercise of control. New York: Freeman 1997.

Bauer, J.: Prinzip Menschlichkeit. Regensburg 2006.

Bowlby, J.: Bindung: Historische Wurzeln, theoretische Konzepte und klinische Relevanz. Regensburg 1989. In: Spangler, G.; Zimmermann, P.: Die Bindungstheorie. Grundlagen, Forschung und Anwendung. 3. Aufl., Stuttgart 1999. 17–26.

Bretherton, I.: Konstrukt des inneren Arbeitsmodells. In: Brisch, K. H.; Grossmann, K. E.; Grossmann, K.; Köhler, L. (Hrsg.): Bindung und seelische Entwicklungswege. Stuttgart 2002. 13–46.

Brisch, K. H.: Die Bindungstheorie und ihre Konzepte. In: Brisch, K. H.: Bindungsstörungen. Von der Bindungstheorie zur Therapie. Stuttgart 1999. 29–74.

Brisch, K. H.: Grundlagen der Bindungstheorie und aktuelle Ergebnisse der Bindungsforschung. In: Finger-Trescher, U.; Krebs, H.: Bindungsstörungen und Entwicklungschancen. Gießen 2003. 51–70.

Brisch, K. H.; Hellbrügge, T.: Bindung und Trauma. Stuttgart 2003.

Brisch, K. H.: Sleep and attachment disorders in children. In: Pandi-Perumal, Kramer, Ruoti (Hrsg.): Sleep and Psychosomatic Medicine. Informa Healthcare 2007. 219–230.

Brisch, K. H.: S.A.F.E. Sichere Ausbildung für Eltern. Klett-Cotta, Stuttgart 2011.

Brobély, A.: Das Geheimnis des Schlafs. Buchausgabe: Deutsche Verlagsanstalt GmbH; Stuttgart 1984. www.pharma.uzh.ch/static/schlafbuch/KAP1.htm. Stand 21.01.2011.

Chamberlain, S.: Adolf Hitler, die deutsche Mutter und ihr erstes Kind. 3. Aufl., Gießen 2000.

Dilling, H.; Reimer, C.: Psychiatrie und Psychotherapie. 2. Aufl., Berlin, Heidelberg, New York 1995.

Dornes, M.: Die Entstehung seelischer Erkrankungen: Risiko und Schutzfaktoren. In: Suess, G. J.; Pfeifer, W. K. P.: Frühe Hilfen. Gießen 1999. 25–64.

Dornes, M.: Frisst die Emanzipation ihre Kinder? Mütterliche Berufstätigkeit und Kindliche Entwicklung. In: Honneth, A. (Hrsg.): Befreiung aus der Mündigkeit. Campus, Frankfurt, New York 2002. 159–193.

Fonagy, P.: Bindungstheorie und Psychoanalyse. Stuttgart 2001.

Fonagy, P.; Target, M.: Frühe Bindung und psychische Entwicklung. Gießen 2003.

Grossmann, E. K.: Die Geschichte der Bindungsforschung: Von der Praxis zur Grundlagenforschung und zurück. In: Suess, J. G.; Scheurer-Englisch, H.; Pfeifer, W. K. P. (Hrsg.): Bindungstheorie und Familiendynamik. Gießen 2001. 29–52.

Grossmann, K. E.; Grossmann, K.; Winter, M.; Zimmermann, P.: Bindungsbeziehung und Bewertung von Partnerschaft. In: Brisch, K. H.; Grossmann, K. E.; Grossmann, K.; Köhler, L. (Hrsg.): Bindung und seelische Entwicklungswege. Stuttgart 2002. 125–164.

Hesse, D.; Main, M.: Desorganisiertes Bindungsverhalten bei Kleinkindern, Kindern und Erwachsenen. In: Brisch, K. H.; Grossmann, K. E.; Grossmann, K.; Köhler, L. (Hrsg.): Bindung und seelische Entwicklungswege. Stuttgart 2002. 219–248.

Kast-Zahn, A.; Morgenroth, H.: Jedes Kind kann schlafen lernen. 1. Aufl., München 2007.

Laucht, M.: Vulnerabilität und Resilienz in der Entwicklung von Kindern. In: Brisch, K. H.; Hellbrügge, T.: Bindung und Trauma. Stuttgart 2003. 53–71.

Pearl, F. M.: Co-sleeping – oder wo schläft das Kind? www.geburtshaus-muenster.de/lesetipp2.html. Stand 21.01.2011.

Scheurer-Englisch, H.: Wege zur Sicherheit. In: Suess, J. G.; Scheurer-Englisch, H.; Pfeifer, W. K. P. (Hrsg.): Bindungstheorie und Familiendynamik. Gießen 2001. 315–346

Sears, W.: Schlafen und Wachen. 4. Aufl., Zürich 2001.

Wahlgren, A.: Das Durchschlaf Buch. Weinheim und Basel 2008.

Weber, M.: Politik als Beruf. Tübingen 1994.

Weidemann-Böker, P.: Das neue Ein- und Durchschlafbuch. Ratingen 2007.

Zimmermann, P.: Bindungsentwicklung von der frühen Kindheit bis zum Jugendalter und ihre Bedeutung für den Umgang mit Freundschaftsbeziehungen. Stuttgart 1995. In: Spangler, G.; Zimmermann, P.: Die Bindungstheorie. Grundlagen, Forschung und Anwendung. 3. Aufl., Stuttgart 1999. 17–26.

Zimmermann, P.; Fremmer-Bombik, E.: Die Bedeutung internaler Arbeitsmodelle von Bindung aus entwicklungspsychopathologischer und klinischer Sicht. In: Koch-Kneidl, L.; Wiesse, J.: Frühkindliche Interaktion und Psychoanalyse. Göttingen 2000. 40–67.

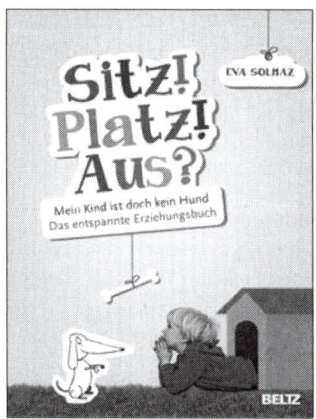

Leine oder Liebe?
Plädoyer für eine artgerechte Erziehung

Wie eine grundlegende Entspannungspolitik gegenüber unserem Nachwuchs aussehen kann, das erzählt Eva Solmaz mit vielen Geschichten aus dem Erziehungsalltag – auch ihrem eigenen.

Dabei nimmt sie besonders die von »Experten« empfohlenen Erziehungsmethoden aufs Korn, die oft mehr einer Hundedressur ähneln als einer liebevollen Vorbereitung auf das Leben. Ein mit Witz und Biss geschriebenes Buch, das dazu anregt, bei der Erziehung mehr auf die eigene Intuition zu setzen und weniger auf starre Rezepte. Ihre Beobachtungen aus dem Familienleben würzt die Autorin mit Erkenntnissen aus der Glücksforschung, der Bindungs- und der modernen Säuglingsforschung.

»Kinder tun nicht immer das, was wir gerne hätten. Sie sind nämlich ziemlich eigenständige Persönlichkeiten mit eigenen Wünschen und Vorstellungen und keine abgerichteten Hunde. Wem das zu blöd ist, der sollte bei der Familienplanung Sex nicht als die einzige Option ansehen, sondern auch einen Besuch im Tierheim in Erwägung ziehen. Hunde sind auch ganz süß.« Eva Solmaz

Eva Solmaz
Sitz! Platz! Aus?
Mein Kind ist doch kein Hund.
Das entspannte Erziehungsbuch
gebunden, 158 Seiten
ISBN 978-3-407-85985-3

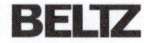